现代预防医学与公共卫生

刘 英 张建勋 卫小红 著

汕頭大學出版社

图书在版编目（CIP）数据

现代预防医学与公共卫生 / 刘英，张建勋，卫小红
著 . -- 汕头：汕头大学出版社，2022.7
ISBN 978-7-5658-4735-6

Ⅰ．①现… Ⅱ．①刘… ②张… ③卫… Ⅲ．①预防医
学②公共卫生 Ⅳ．① R1

中国版本图书馆 CIP 数据核字（2022）第 134549 号

现代预防医学与公共卫生
XIANDAI YUFANG YIXUE YU GONGGONG WEISHENG

作　　者：刘　英　张建勋　卫小红
责任编辑：郭　炜
责任技编：黄东生
封面设计：刘梦杳
出版发行：汕头大学出版社
　　　　　广东省汕头市大学路 243 号汕头大学校园内　邮政编码：515063
电　　话：0754-82904613
印　　刷：廊坊市海涛印刷有限公司
开　　本：710mm×1000 mm　1/16
印　　张：15.5
字　　数：260 千字
版　　次：2022 年 7 月第 1 版
印　　次：2023 年 2 月第 1 次印刷
定　　价：158.00 元
ISBN 978-7-5658-4735-6

前 言
preface

  预防医学和公共卫生不仅是保障人民群众身体健康的有效途径，也是提高我国卫生服务质量的重要基础。随着科学技术的不断进步和社会经济的迅速发展，人们的生活水平也在不断提高，因此人们更加关注自身的健康，这对医疗卫生行业提出了更高的要求，也促使公共卫生服务迈上了一个新的台阶。预防医学与公共卫生都旨在保障人民群众的身体健康，采取有效的防护措施，尽量降低公共卫生安全事件的发生率及传染性疾病的感染率。公共卫生服务与预防医学是互相促进、共同发展的关系，公共卫生服务需要预防医学为其指导发展方向，预防医学也需要公共卫生服务对其进行有效管理，二者的紧密结合最大限度地发挥了二者的效力，使二者互相促进、不断发展。为此，笔者撰写了《现代预防医学与公共卫生》一书。

  本书以预防医学与公共卫生问题为研究对象，以公共卫生学、预防医学、临床医学等为知识先导和行动指南，辅以整合管理学、社会学、心理学、信息学、传播学等学科的技术和方法，秉持理论和实践并重、突出实践能力培养的写作思路，核心目的是指导预防医学与公共卫生实践，并使其不断完善、发展。本书包括免疫预防、慢性非传染性疾病预防控制、传染病突发事件公共卫生风险评估、突发急性传染病应急检测、突发中毒事件公共卫生风险评估、突发中毒事件应急处理、原发性高血压的诊疗与预防、冠心病的诊疗与预防。本书是一本适合预防医学与公共卫生工作者的参考书，内容全面，贴合当前工作实际，可操作性强。本书写稿组成员在各自专业领域均具有多年实践经验。各位专家学者态度严谨,多次拟稿、修改、再拟稿、再修改。谨在此对写稿组专家学者和支持、帮助本书写作的同仁致以诚挚的感谢!

本书体系架构、写作思路及理论知识大量借鉴、引用了广大同仁的研究成果,在此一并致谢!

由于笔者学识所限,疏漏、错误、表述不妥等难以避免,恳请读者批评指正。

目 录
contents

第一章

免疫预防

接种疫苗是预防、控制传染病最有效的手段，疫苗的发明和预防接种是人类最伟大的公共卫生成就。疫苗接种的普及，避免了无数儿童的残疾和死亡。各国政府均将预防接种列为最优先的公共卫生服务项目。中华人民共和国成立以来，免疫预防工作发展迅速，大致经历了计划免疫前期、计划免疫时期、免疫规划时期等阶段，疫苗种类显著增加，预防疾病种类也相应增多。本章将着重从目前我国疫苗和免疫程序、免疫规划疫苗针对传染病的监测和处置、预防接种实施、疑似预防接种异常反应监测与处置四个方面进行阐述。

第一节　疫苗和免疫程序

目前，我国国家免疫规划疫苗包括儿童常规接种疫苗和重点人群接种疫苗。儿童常规接种疫苗包括乙型肝炎疫苗（乙肝疫苗），卡介苗，脊髓灰质炎疫苗，吸附无细胞百日咳白喉破伤风联合疫苗（百白破疫苗），吸附白喉破伤风联合疫苗（白破疫苗），麻疹腮腺炎风疹联合减毒活疫苗（麻腮风疫苗），麻疹风疹联合减毒活疫苗（麻风疫苗），流脑A群多糖菌苗，流脑A、C群多糖菌苗，流行性乙型脑炎（以下简称"乙脑"）疫苗，甲型肝炎疫苗（甲肝疫苗）。在重点地区，对重点人群进行流行性出血热疫苗接种；在发生炭疽、钩端螺旋体病疫情或发生洪涝灾害可能导致钩端螺旋体病暴发流行时，对重点人群进行炭疽疫苗和钩端螺旋体疫苗应急接种。通过接种上述疫苗，预防乙型肝炎、结核病、脊髓灰质炎、百日咳、白喉、破伤风、麻疹、甲型肝炎、流行性脑脊髓膜炎、乙脑、风疹、流行性腮腺炎、流行性出血热、炭疽和钩端螺旋体病等15种传染病。本节主要通过国家免疫规划疫苗儿童免疫程序表（2021年版），介绍我国当前的免疫程序、免疫程序制定的原则及补种的具体要求。

一、预备知识

（一）疫苗的定义

疫苗是指为了预防、控制疾病的发生、流行，用于人体免疫接种的预防性生物制品。

（二）疫苗的分类

根据《疫苗流通和预防接种管理条例》，疫苗分为两类。第一类疫苗是指政府免费向公民提供、公民应当依照政府的规定受种的疫苗，包括国家免疫规划确定的疫苗，省、自治区、直辖市人民政府在执行国家免疫规划时增加的疫苗，以及县级以上人民政府或者其卫生主管部门组织的应急接种或者群体性预防接种所使用的疫苗。第二类疫苗是指由公民自费并且自愿受种的其他疫苗。疫苗根据性质主要分为减毒活疫苗和灭活疫苗。减毒活疫苗是从野生株、致病的病毒或细菌衍生而来，经过实验室反复传代并减毒后，人体接种较小剂量即可在体内复制，并产生良好的免疫反应的疫苗。灭活疫苗是采用加热的方法或使用化学剂将细菌或病毒灭活后研制成的疫苗。

（三）免疫程序

免疫程序是指对某一特定人群预防相应传染病需要接种疫苗的种类、次序、年龄、剂量、部位等的具体规定。制定免疫程序主要应考虑疾病的负担、免疫效果、实施条件等因素。

1.疾病的负担

一个合理的免疫程序首先应该根据当地传染病的流行病学情况制定，应考虑当地传染病的发病率、死亡率、严重性等因素。

2.免疫效果

在制定免疫程序时，需要考虑母源抗体、接种时间间隔和剂次、佐剂、联合免疫等方面的影响。

3.实施条件

在制定免疫程序时，需要考虑实施的可能性，包括疫苗的生产供应能力、冷链运转情况、成本效益分析，以及服务人群的接受能力等。

二、技能操作方法

（一）国家免疫规划疫苗儿童免疫程序表

国家免疫规划疫苗儿童免疫程序表（2021年版）如表1-1所示。

表1-1 国家免疫规划疫苗儿童免疫程序表（2021年版）

可预防疾病	疫苗种类	接种途径	剂量	英文缩写	接种年龄													
					出生时	1月	2月	3月	4月	5月	6月	8月	9月	18月	2岁	3岁	4岁	5岁	6岁
乙型病毒性肝炎	乙肝疫苗	肌内注射	10 μg 或 20 μg	HepB	第1剂	第2剂					第3剂								
结核病[1]	卡介苗	皮内注射	0.1 mL	BCG	第1剂														
脊髓灰质炎	脊髓灰质炎灭活疫苗	肌内注射	0.5 mL	IPV			第1剂	第2剂											
	脊髓灰质炎减毒活疫苗	口服	1粒或2滴	OPV					第3剂								第4剂		
百日咳、白喉、破伤风	百白破疫苗	肌内注射	0.5 mL	DTaP				第1剂	第2剂	第3剂				第4剂					
	白破疫苗	肌内注射	0.5 mL	DT															第5剂
麻疹、风疹、流行性腮腺炎	麻腮风疫苗	皮下注射	0.5 mL	MMR								第1剂		第2剂					

续表

可预防疾病	疫苗种类	接种途径	剂量	英文缩写	接种年龄															
					出生时	1月	2月	3月	4月	5月	6月	8月	9月	18月	2岁	3岁	4岁	5岁	6岁
流行性乙型脑炎²	乙脑减毒活疫苗	皮下注射	0.5 mL	JE-L								第1剂			第2剂				
	乙脑灭活疫苗	肌内注射	0.5 mL	JE-I								第1、2剂			第3剂				第4剂
流行性脑脊髓膜炎	流脑A群多糖菌苗	皮下注射	0.5 mL	MPSV-A							第1剂		第2剂						
	流脑A、C群多糖菌苗	皮下注射	0.5 mL	MPSV-AC												第3剂			第4剂
甲型病毒性肝炎³	甲肝减毒活疫苗	皮下注射	0.5 mL或1.0 mL	HepA-L										第1剂					
	甲肝灭活疫苗	肌内注射	0.5 mL	HepA-I										第1剂	第2剂				

注：1.主要指结核性脑膜炎、粟粒性肺结核等。2.选择乙脑减毒活疫苗接种时，采用两剂次接种程序。选择乙脑灭活疫苗接种时，采用四剂次接种程序；乙脑灭活疫苗第1、2剂间隔7~10天。3.选择甲肝减毒活疫苗接种时，采用一剂次接种程序。选择甲肝灭活疫苗接种时，采用两剂次接种程序。

（二）国家免疫规划疫苗儿童免疫程序说明

1.一般原则

接种起始年龄：国家免疫规划疫苗儿童免疫程序表所列各疫苗剂次的接种时间，是指可以接种该剂次疫苗的最小年龄。

儿童达到相应剂次疫苗的接种年龄时，应尽早接种，建议在下述推荐的年龄完成国家免疫规划疫苗相应剂次的接种。

乙肝疫苗第1剂：出生后24小时内完成。

卡介苗：小于3月龄完成。

乙肝疫苗第3剂、脊髓灰质炎疫苗第3剂、百白破疫苗第3剂、麻腮风疫苗第1剂、乙脑减毒活疫苗第1剂或乙脑灭活疫苗第2剂：小于12月龄完成。

流脑A群多糖菌苗第2剂：小于18月龄完成。

麻腮风疫苗第2剂、甲肝减毒活疫苗或甲肝灭活疫苗第1剂、百白破疫苗第4剂：小于24月龄完成。

乙脑减毒活疫苗第2剂或乙脑灭活疫苗第3剂、甲肝灭活疫苗第2剂：小于3周岁完成。

流脑A、C群多糖菌苗第1剂：小于4周岁完成。

脊髓灰质炎疫苗第4剂：小于5周岁完成。

白破疫苗，流脑A、C群多糖菌苗第2剂，乙脑灭活疫苗第4剂：小于7周岁完成。

如果儿童未按照上述推荐的年龄及时完成接种，应根据补种通用原则和每种疫苗的具体补种要求尽早进行补种。

2.接种部位

疫苗接种途径通常为口服、肌内注射、皮下注射和皮内注射。注射部位通常为上臂外侧三角肌处和大腿前外侧中部。当多种疫苗同时注射接种（包括肌内、皮下和皮内注射）时，可在左右上臂、左右大腿处分别接种。接种卡介苗时选择上臂接种。

3.补种原则

未按照推荐年龄完成国家免疫规划规定剂次接种的18周岁以下人群，在补种时应掌握以下原则。

（1）应尽早进行补种，尽快完成全程接种，优先保证国家免疫规划疫苗的全程接种。

（2）只需补种未完成的剂次，无须重新开始全程接种。

（3）当无法使用同一厂家的同种疫苗完成接种程序时，可使用不同厂家的同种疫苗完成后续接种。

（4）具体补种建议详见《国家免疫规划疫苗儿童免疫程序及说明》"每种疫苗的使用说明"中各疫苗的补种原则部分。

4.流行季节疫苗接种原则

国家免疫规划中使用的疫苗都可以按照免疫程序和预防接种方案的要求，全年（包括流行季节）开展常规接种，或根据需要开展补充免疫和应急接种。

（三）14周岁以下儿童的疫苗补种通用原则

未按照推荐年龄完成国家免疫规划规定剂次接种的14周岁以下的儿童，应尽早进行补种，在补种时应掌握以下原则。

第一，未曾接种某种国家免疫规划疫苗的儿童，应根据儿童当时的年龄，按照该疫苗的免疫程序，以及该种疫苗的具体补种原则中规定的疫苗种类、接种间隔和剂次进行补种。

第二，未完成国家免疫规划规定接种剂次的儿童，只需补种未完成的剂次，无须重新开始全程接种。

第三，应优先保证儿童及时完成国家免疫规划疫苗的全程接种，当无法使用同一厂家的疫苗完成全程接种时，可使用不同厂家的同品种疫苗完成后续接种（含补种）。疫苗使用说明书中有特别说明的情况除外。

（四）国家免疫规划疫苗同时接种原则

1.不同疫苗同时接种原则

现阶段的国家免疫规划疫苗均可按照免疫程序或补种原则同时接种，两种及两种以上注射类疫苗应在不同部位接种。严禁将两种或多种疫苗混合吸入同一支注射器内接种。

2.不同疫苗的接种间隔

两种及两种以上国家免疫规划使用的注射类减毒活疫苗，如果未同时接种，应间隔28天以上进行接种。国家免疫规划使用的灭活疫苗和口服脊髓灰质炎减毒活疫苗，与其他种类国家免疫规划疫苗（包括减毒和灭活疫苗）的接种间隔不做限制。

3.两类疫苗的接种时间

如果第一类疫苗和第二类疫苗的接种时间发生冲突，应优先保证第一类疫苗的接种。

第二节　免疫规划疫苗针对传染病的监测和处置

通过接种疫苗，实施国家免疫规划，我国有效控制了传染病的发病率。1995年后，通过口服小儿麻痹糖丸，我国阻断了本土脊髓灰质炎病毒的传播，使成千上万名儿童避免了肢体残疾；普及新生儿乙肝疫苗接种后，我国5岁以下儿童乙肝病毒携带率已从1992年的9.7%降至2014年的0.3%；普及儿童计划免疫前，我国每年有数以十万计的儿童感染白喉，2006年后，我国已无白喉病例报告；20世纪60年代，我国流行性脑脊髓膜炎发病人数最多时曾高达304万人，至2017年，发病人数已低于200人；流行性乙型脑炎发病人数最多时曾近20万人，2017年发病人数仅有千余人。麻疹是目前免疫规划疫苗针对传染病控制的重点病种，因此本节以麻疹为例来介绍相关防控技能。

一、预备知识

麻疹是由麻疹病毒引起的病毒感染性疾病，属于乙类传染病。主要临床表现有发热、咳嗽、流涕等卡他症状及结膜炎，特征性表现为口腔黏膜白斑和皮肤斑丘疹。麻疹的传染性很强，呼吸道飞沫传播是主要的传播途径，传染源为麻疹患者，人群普遍易感。麻疹全年均可发病，以冬、春季为多见。麻疹疫苗纳入国家免疫规划后，我国麻疹发病率明显下降，年发病人数从20世纪80年代的900多万人下降至2017年的不到6000人，发病人群中成人比重增加。

二、技能操作方法

（一）麻疹疫情监测

1.监测病例的定义

有发热、出疹，伴咳嗽、卡他性鼻炎、结膜炎、淋巴结肿大、关节炎或关节痛症状之一者，或传染病责任疫情报告人怀疑为麻疹或风疹的病例。

2.监测病例报告

传染病法定责任报告单位和责任疫情报告人发现监测病例后，应按照《中华人民共和国传染病防治法》《突发公共卫生事件与传染病疫情监测信息报告管理办法》《国家突发公共卫生事件相关信息报告管理工作规范》等的规定进行报告。

3.暴发疫情的判定

根据我国的实际情况，现阶段麻疹暴发疫情定义为以下任意一种情况。

（1）以村、居委会、学校或其他集体机构为单位，在10天内发生2例及2例以上麻疹病例。

（2）以乡（镇、社区、街道）为单位，在10天内发生5例及5例以上麻疹病例。

（3）以县为单位，在1周内麻疹发病水平为前5年同期平均发病水平的1倍以上。

（二）麻疹疫情处置

1.散发病例处置

县级疾病预防控制机构应对每一例麻疹疑似病例开展完整的个案调查，患者姓名、患者现住址、调查日期等10个关键变量要核实清楚，尤其要获取详细、准确的含麻疹、风疹成分疫苗的免疫史信息。调查记录患者在暴露期和传染期的活动情况，必要时参考门诊病历、医院信息系统加以核实。在个案调查中，调查人员应确定密切接触者，同时向密切接触者发放告知书，对易感者发放应急接种知情同意书。

2.暴发疫情处置

暴发疫情的处置过程具体如下。

（1）核实疫情：了解患者的发病与就诊经过，包括主要临床症状和并发症，尽快进行诊断和分类，结合患者的临床表现和流行病学调查结果，判断是否为麻疹暴发疫情。同时，在暴发疫情早期采集5例（病例数少于5例时，全部采集）病例的病原学标本。

（2）病例搜索：开展暴发疫情现场调查时，应回顾性地搜索疫情所在地及周边地区近期所有的疑似病例，并开展接触追踪调查。

①制定搜索病例的定义：搜索病例的定义包括搜索时间段、地域范围、人群范围及患者症状体征等要素。当发现新的首发病例时，应相应地延长搜索的时间段，直至首发病例前一个最长潜伏期内无疑似病例。

②搜索范围及方式：主要通过医疗机构、学校、社区等渠道来搜索病例。医疗机构应查阅内科、儿科、皮肤科、传染病科等相关科室的门诊日志、出入院登记信息，访谈医务人员。学校应了解学生或教师的缺勤情况及原因，通过晨检及早发现既往和续发病例。社区应通过社区工作人员和群众访谈搜索病例。

（3）病例个案调查：对每例疑似病例的个案的流行病学调查参照以上"散发病例"疫情调查部分。对首发病例和指示病例要调查清楚发病前7～21天及传染期的活动情况、接触人群，了解可疑的暴露因素及与续发病例间的流行病学关联等信息。

（4）流行病学特征描述：完成病例搜索和个案调查后，应迅速按照时间、地区、人群分布等流行病学特征对暴发疫情进行描述，确定暴发的范围和严重程度，寻找可能的危险因素和暴发原因。

（5）传播风险评估：在进行疫情调查的同时，应了解周边区域人群的免疫状态，对疫情向周边区域扩散的风险进行评估，获取发生暴发疫情地区的人口构成、社会经济状况、卫生服务提供情况、含麻疹/风疹成分疫苗的接种情况、近期麻疹/风疹的流行情况、近期开展的大型集会活动等相关信息。根据疫情流行病学特点、人群易感性评估结果、经济社会人口等因素，综合判断该起疫情的发展趋势，为及时采取相应处置措施提供依据。

（6）疫情控制：采取边调查、边控制的策略，并根据调查中的发现加以调整。发现散发病例时，采取病例管理、接触者管理、应急接种等措施；暴发疫情时，还应结合风险评估结果，在落实每个散发病例控制措施的基础上，进一步采取加强监测、风险沟通、扩大应急接种范围等措施。

①一般措施：病例管理、接触者管理、疫情监测、风险沟通等。

对麻疹患者进行对症治疗，防治并发症，并隔离至传染期结束。麻疹患者应从发现时开始隔离至出疹后第4天，并发肺部感染者应隔离至出疹后第14天。疑似病例未确诊之前，按确诊病例隔离管理，单独收治。

对与传染期的麻疹患者有过接触的人员进行医学观察，观察期限到最后一次接触后的第21天。在此期间，该接触者应避免与其他易感者接触。告知接触者出现发热、流鼻涕、咳嗽或结膜炎等症状时应及时就医。

落实疫情报告、主动监测等制度。暴发疫情后，当地疾控机构应加强与医疗机构的沟通，使所有责任报告单位、责任报告人都知晓有麻疹暴发疫情发生，及时发现并报告疑似麻疹病例。同时，要做好疫情暴发地区疑似病例的主动搜索，如在学校、托幼机构和集体用工单位开展晨检，必要时开展病例零报告制度。

疫情暴发期间应做好舆情监测，在负面消息或虚假信息广泛传播之前，及时、主动与媒体沟通，向公众传递正确信息。如开展麻疹疫苗群体性接种，应提前做好社会动员。

②免疫措施：麻疹疫情发生后，应结合疫情调查及风险评估结果，对重点人群开展麻疹疫苗应急接种。应急接种应尽早开展，对密切接触者的接种尽量在首次暴露后的72小时内完成。对社区内的人群开展应急接种时，应在尽可能短的时间（如一个最短潜伏期，即7天）内完成（争取3天内接种率达到95%）。应急接种开展的区域范围可根据疫情规模和风险评估结果综合确定。

第三节　预防接种实施

预防接种实施是接种疫苗的具体操作过程，包括预防接种前的准备工作、预防接种时的工作、预防接种后的工作，涉及受种者通知、预检、接种、留观等环节。由于疫苗的受种者是健康人群，因此接种人员在实施接种的全过程中，必须严格按照《预防接种工作规范》操作，这是保证接种疫苗安全、有效的重要措施。

一、预备知识

（一）预防接种场所要求

预防接种门诊应当按照预检、登记、接种、留观等环节进行合理分区，确保预防接种有序进行。预防接种场所室外要设有醒目的标志，在预防接种场所显著位置公示相关资料。接种人员应穿戴工作衣、帽、口罩。

（二）接种方法

按接种途径分类，接种方法主要分为皮上划痕法、喷雾吸入法、口服法和注射法，其中注射法包括皮内注射法、皮下注射法、肌内注射法。下面简要介绍口服法和三种注射法。

1.口服法

口服法的适用疫苗包括口服脊髓灰质炎减毒活疫苗、轮状病毒疫苗。液体剂型口服疫苗的接种方法是直接将规定剂量的疫苗滴入受种者口中。

2.皮内注射法

皮内注射法的适用疫苗为卡介苗，接种部位为上臂外侧三角肌中部略下处。监护人抱紧儿童，露出儿童接种部位。预防接种人员用相应规格的注射器吸取1人份疫苗，排尽注射器内的空气，皮肤常规消毒，左手绷紧注射部位皮肤，右手以平执式持注射器，食指固定针管，针头斜面向上，与皮肤呈10°～15°刺入皮内。再用左手拇指固定针栓，然后注入疫苗，使注射部位形成一个圆形隆起的皮丘，皮肤变白，毛孔变大。注射完毕，针管沿顺时针方向旋转180°后，迅速拔出针头。

3.皮下注射法

皮下注射法的适用疫苗包括麻疹疫苗，麻风疫苗，麻腮风疫苗，乙脑疫苗，流脑A群多糖菌苗，流脑A、C群多糖菌苗，甲肝减毒活疫苗，钩端螺旋体疫苗，等等。接种部位为上臂外侧三角肌下缘附着处。监护人抱紧儿童，露出儿童接种部位。预防接种人员用相应规格的注射器吸取1人份疫苗后，排尽注射器内的空气，皮肤常规消毒，左手绷紧注射部位皮肤，右手持注射器，针头斜面向上，与皮肤呈30°～40°，快速刺入皮下，进针深度为针头长度的1/2～2/3，松左手，固定针管，缓慢推注疫苗。注射完毕后用消毒干棉球或干棉签轻压针刺处，快速拔出针头。

4.肌内注射法

肌内注射法的适用疫苗包括百白破疫苗、白破疫苗、乙肝疫苗、脊髓灰质炎灭活疫苗、甲肝灭活疫苗、流行性出血热疫苗等。接种部位为上臂外侧三角肌、大腿前外侧中部的肌肉。监护人抱紧儿童，露出儿童接种部位。预防接种人员用相应规格的注射器吸取1人份疫苗后，排尽注射器内的空气，皮肤常规消毒，左手将注射肌肉部位绷紧，右手持注射器，针头与皮肤呈90°，快速刺入肌肉，进针深度约为针头长度的2/3，松左手，固定针管，缓慢推注疫苗。注射完毕后用消毒干棉球或干棉签轻压针刺处，快速拔出针头，观察有无渗血或药液渗出，若有渗出，应用消毒干棉球或干棉签按压片刻。

二、技能操作方法

（一）预防接种前的准备工作

1.确定受种对象

根据国家免疫规划疫苗的免疫程序、群体性预防接种、应急接种或补充免疫方案等确定受种对象。受种对象包括本次受种对象、上次接种漏种者和流动人口等特殊人群中的未受种者。

2.通知儿童监护人或受种者

采取口头预约、书面预约、电话联系、手机短信（微信）告知、邮件通知、广播通知、公示告知等方式，通知儿童监护人或受种者，告知接种疫苗的种类、时间、地点和相关要求。

3.领取或购进疫苗

接种单位应根据各种疫苗的受种人数计算领取或购进疫苗的数量，做好疫苗领发登记工作。运输疫苗的冷藏箱（包）应根据环境温度、运输条件、使用条件放置适当数量的冰排。要按照受种对象人次数的1.1倍准备相应规格的注射器。注射器使用前要检查包装是否完好，是否在有效期内。

（二）预防接种时的工作

1.核实受种对象

预防接种人员应查验儿童预防接种证和儿童预防接种个案信息，核对受种者姓名、出生日期及预防接种记录，确定本次受种对象、接种疫苗的品种。发现原始记录中受种者姓名、出生日期、联系方式等基本信息有误或有变更的，应及时核实更新。对不符合本次预防接种要求的受种者，预防接种人员应向其家长或其他监护人做好解释工作。对因有预防接种禁忌而不能进行本次预防接种的受种者，预防接种人员应对受种者或其监护人提出医学建议，并在预防接种证、卡（簿）或儿童预防接种个案信息上做好记录。

2.预防接种前的告知和健康状况询问

预防接种人员在实施预防接种前，应当告知受种者或其监护人所接种疫苗的品种、作用、禁忌证，以及可能出现的不良反应及注意事项，并如实记录告知情况。当对受种者的健康状况有怀疑时，应建议其到医院进行检查后，再决定是否进行预防接种。受种者或其监护人自愿选择预防接种第一类疫苗同品种的第二类疫苗时，接种单位应当告知费用承担、预防接种异常反应补偿方式，以及接种疫苗的品种、作用、禁忌证、可能出现的不良反应和注意事项。

3.预防接种现场疫苗管理

预防接种前将疫苗从冷藏设备内取出，尽量减少开启冷藏设备的次数。核对接种疫苗的品种，检查疫苗的外观质量。凡过期、变色、被污染、发霉、有摇不散的凝块或异物、无标签或标签不清、疫苗瓶有裂纹的疫苗一律不得使用。疫苗使用说明规定严禁冻结的疫苗如百白破疫苗、乙肝疫苗、白破疫苗等，冻结后一律不得使用。

4.预防接种操作

预防接种人员在进行预防接种操作前应进行"三查七对"，无误后予以预防接种。三查：检查受种者的健康状况，明确是否有接种禁忌证；查对预防接种卡（簿）与儿童预防接种证；检查疫苗、注射器的外观、批号、有效期。七对：核对受种对象的姓名、年龄，疫苗的品名、规格、剂量、接种部位、接种途径。

注射剂型疫苗的接种操作如下。

（1）疫苗的抽取。

①将疫苗瓶上部的疫苗弹至底部，用75%乙醇棉球消毒开启部位。

②在乙醇挥发后将注射器针头斜面向下插入疫苗瓶的液面下吸取疫苗。

③吸取疫苗后，将注射器的针头向上，排空注射器内的气泡，直至针头上有一小滴疫苗出现为止。

④自毁型注射器的使用方法参见相关产品使用说明。

⑤使用含有吸附剂的疫苗前，应当充分摇匀。使用冻干疫苗时，用一次性注射器抽取稀释液，沿疫苗瓶内壁缓慢注入，轻轻摇荡，使疫苗充分溶解，但应避免出现泡沫。

⑥开启减毒活疫苗的疫苗瓶时，切勿使消毒剂接触疫苗。

⑦疫苗瓶开启后应尽快使用。如不能立即用完，应盖上无菌干棉球冷藏。疫苗瓶开启后，活疫苗超过30分钟、灭活疫苗超过1小时未用完，应将剩余疫苗废弃。

⑧采用预充式注射器分装的疫苗，按其使用方法进行注射。

（2）接种部位皮肤消毒。

①确定接种部位。接种部位要避开瘢痕、炎症、硬结和皮肤病变处。

②用灭菌镊子夹取75%乙醇棉球或用无菌棉签蘸75%的乙醇溶液，由内向外螺旋式地对接种部位的皮肤进行消毒，涂擦直径为3.5 cm，待晾干后立即进行预防接种。

（3）注意事项。

①预防接种前方可打开或取出注射器。

②在注射过程中，防止被针头误伤。

③注射完毕后，应将注射器直接或毁形后投入安全盒或防刺穿的容器内，按照《医疗废物管理条例》统一回收销毁。

④使用后的注射器不得用手回套针帽，不得用手分离注射器针头。

5.预防接种记录、观察与预约

（1）预防接种后及时在预防接种证上记录接种疫苗的品种和规格、疫苗最小包装单位的识别信息（或批号）及接种时间等。预防接种记录应书写工整，不得用符号代替。使用儿童预防接种信息化管理系统的地区，需将儿童预防接种的相关资料录入信息系统。

（2）告知受种者或其监护人在预防接种后留在预防接种现场观察30分钟，如出现不良反应，及时报告医生处理。

（3）与受种者或其监护人预约下次接种疫苗的种类、时间和地点。

（4）产科接种单位在为新生儿预防接种第1剂乙肝疫苗和卡介苗后，应告知其监护人在1个月内到居住地的接种单位办理预防接种证。

（三）预防接种后的工作

1.清理器材

（1）清洁冷藏设备。

（2）使用后的自毁型注射器、一次性注射器及其他医疗废物严格按照《医疗废物管理条例》的规定处理。

（3）镊子、治疗盘等器械按要求灭菌或消毒后备用。

2.处理剩余疫苗

记录疫苗的使用及废弃数量，剩余疫苗按以下要求处理。

（1）废弃已开启疫苗瓶的疫苗。

（2）冷藏设备内未开启的疫苗应做好标记，放入冰箱内保存，于有效期内在下次预防接种时首先使用。

（3）清理核对预防接种通知单、预防接种卡（簿）或儿童预防接种个案信息，确定需补种的人数和名单，在下次预防接种前补发通知。

（4）统计本次预防接种情况，确定下次预防接种的疫苗使用计划，并按规定上报。

第四节　疑似预防接种异常反应监测与处置

接种疫苗是预防传染病的有效措施，但是没有任何一种疫苗是绝对安全的，理想的疫苗应能够提供足够的保护而无不良反应或不良反应发生率极低。疑似预防接种异常反应（adverse events following immunization, AEFI）监测是为保障预防接种安全而建立的包括识别、报告、调查及处置等在内的一系列过程，目的是通过定期收集和数据分析，及时反馈所获得的信息，用于制定和评价AEFI的控制策略，通过调查和核实AEFI的发生情况与原因，为改进疫苗质量和提高预防接种服务质量提供依据。

一、预备知识

（一）疑似预防接种异常反应的定义

疑似预防接种异常反应是指在预防接种后发生的怀疑与预防接种有关的反应或事件。

（二）疑似预防接种异常反应分类

按发生原因，可将AEFI分成以下五种类型。

1.不良反应

不良反应指合格的疫苗在实施规范的预防接种后发生的与预防接种目的无关的有害反应，包括一般反应和异常反应。一般反应是指在预防接种后发生的，由疫苗本身所固有的特性引起的，对机体只会造成一过性生理功能障碍的反应，主要有发热和局部红肿，同时可能伴有全身不适、倦怠、食欲不振、乏力等症状。异常反应是指合格的疫苗在实施规范的预防接种的过程中或者实施规范的预防接种后造成受种者机体组织器官功能损害，相关各方均无过错的药品不良反应。

2.疫苗质量事故

疫苗质量事故指因为疫苗质量不合格，预防接种后造成受种者机体组织器官功能损害。

3.预防接种事故

预防接种事故指在预防接种实施过程中，因为违反预防接种工作规范、免疫程序、疫苗使用指导原则、预防接种方案，造成受种者机体组织器官功能损害。

4.偶合症

偶合症指受种者在预防接种时正处于某种疾病的潜伏期或者前驱期，预防接种后巧合发病。

5.心因性反应

心因性反应指在预防接种实施过程中或预防接种后，因受种者心理因素发生的个体或者群体的反应。

二、技能操作方法

（一）疑似预防接种异常反应的监测

1.监测目的

及时了解疫苗上市后的安全性，为规范管理提供第一手资料，便于早期发现错误，杜绝疫苗质量事故和接种事故。

2.责任报告单位和报告人

医疗机构、接种单位、疾控机构、药品不良反应监测机构、疫苗生产企业及其执行职务的人员均为AEFI的责任报告单位和报告人。

3.报告程序

责任报告单位和报告人发现AEFI（包括接到受种者或其监护人的报告）后，应当及时向受种者所在地的县（区）级卫生行政部门、药品监督管理部门报告。发现怀疑与预防接种有关的死亡、严重残疾、群体性AEFI、对社会有重大影响的AEFI时，责任报告单位和报告人应当在发现后两小时内向所在地县（区）级卫生行政部门、药品监督管理部门报告，县（区）级卫生行政部门在接到报告后的两小时内逐级向上一级卫生行政部门报告。

（二）疑似预防接种异常反应的调查处置

接到AEFI的报告信息后，应及时核实报告的真实性，组织收集临床资料和预防接种资料，形成调查报告。AEFI的诊断包括疾病的临床诊断和预防接种异常反应诊断。对不属于预防接种不良反应的事件，临床医生可按相应的诊断标准进行诊断。

1.核实报告

县（区）级疾控机构接到AEFI报告后，应核实AEFI的基本情况、发生时间和人数、主要临床表现、初步临床诊断、疫苗预防接种情况等，完善相关资料，做好深入调查的准备工作。

2.组织调查

除一般反应（如单纯发热、接种部位红肿、硬结等）外的AEFI均需调查。对于需要调查的AEFI，县（区）级疾控机构应当在接到报告后48小时内组织开展调查，收集相关资料，在调查开始后3天内初步完成AEFI个案调查表，并通过中国免疫规划信息管理系统进行网络直报。对不属于本辖区预防接种后发生的AEFI，也应当收集相关资料，填写AEFI个案调查表，并及时转报至受种者预防接种所在地的县（区）级疾控机构，由受种者预防接种所在地的县（区）级疾控机构进行网络直报。怀疑与预防接种有关的死亡、严重残疾、群体性AEFI、对社会有重大影响的AEFI，市级或省级疾控机构在接到报告后应立即组织预防接种异常反应调查诊断专家组进行调查。属于突发公共卫生事件的死亡或群体性AEFI，同时还应当按照《突发公共卫生事件应急条例》的有关规定进行调查和报告。

3.收集资料

（1）临床资料：了解患者的预防接种史、既往健康状况（如有无基础疾病等）、家族史、过敏史，掌握患者的主要症状和体征、有关的实验室检查结果，以及已采取的治疗措施和已产生的治疗效果等资料。必要时对患者进行访视和临床检查。对于死因不明需要进行尸体解剖检查的病例，应当按照有关规定进行尸检。

（2）预防接种资料：疫苗供应渠道、供应单位的资质证明，疫苗批签发报告和购销记录；疫苗的运输条件和运输过程、储存条件和冰箱温度记录；疫苗的种类、生产企业、批号、出厂日期、有效期、来源（包括分发、供应或销售单位）、领取日期等；预防接种服务的组织形式、预防接种的现场情况、预防接种的时间和地点、接种单位和预防接种人员的资质；知情或告知的相关资料；预防接种的实施情况、接种部位、接种途径、剂次和剂量，以及打开的疫苗的存放时间；安全注射情况、注射器来源、注射操作情况；预防接种同批次疫苗的其他人员的反应情况、当地相关疾病的发病情况；等等。

4.形成报告

当发生死亡、严重残疾、群体性AEFI、对社会有重大影响的AEFI时，疾控机构应当在调查开始后7天内完成初步调查报告，及时将调查报告向同级卫生行政部门、上一级疾控机构报告，并向同级药品不良反应监测机构通报。调查报告包括：对AEFI的描述、诊断、治疗及实验室检查；疫苗和预防接种服务的组织实施情况；发生AEFI后所采取的措施、原因分析；对AEFI的初步判定及依据；撰写调查报告的人员、时间；等等。同时，县级疾控机构应当及时通过中国免疫规划信息管理系统上报调查报告。

5.病例诊断

预防接种异常反应诊断必须由调查诊断专家组做出，任何医疗单位或个人均不得做出预防接种异常反应诊断。省、市和县（区）级疾控机构成立预防接种异常反应调查诊断专家组，由流行病学、临床医学、药学等专家组成，负责对AEFI进行调查诊断。预防接种异常反应调查诊断专家组应当依据法律、法规、部门规章和技术规范，结合临床表现、医学检查结果和疫苗质量检验结果等，进行综合分析，做出调查诊断结论，出具预防接种异常反应调查诊断书。

县（区）级卫生行政部门接到AEFI报告后，对需要进行调查诊断的，交由受种者预防接种所在地的县（区）级疾控机构组织预防接种异常反应调查诊断专家组进行调查诊断。发生死亡、严重残疾、群体性AEFI、对社会有重大影响的AEFI时，由受种者预防接种所在地的市级或省级疾控机构组织预防接种异常反应调查诊断专家组进行调查诊断。

　　AEFI的调查诊断结论应当在调查结束后30天内尽早做出。调查诊断怀疑引起AEFI的疫苗有质量问题的，应及时报告药品监督管理部门。省级预防接种异常反应调查诊断专家组应对市、县（区）级预防接种异常反应调查诊断进行技术指导。

02 第二章

慢性非传染性疾病预防控制

　　我国慢性非传染性疾病（以下简称"慢性病"）社区防制起步较晚，早期开展的各项防制工作都以单病种的干预为主，忽视了预防危险因素的重要性，重预防而未进行防制结合，忽略了联动作用。随着医药体制改革进一步深化、卫生网络覆盖面不断加大，以及社会保障能力不断加强，政府及相关机构在社区慢性病防制方面不断开展各种活动，人们普遍认识到防制慢性病要以疾病发展的自然过程为基础，对疾病发生发展的全过程进行综合管理，强调慢性病预防与控制相结合，防制一体，多科协作，提倡早预防、早发现、早治疗，降低全社会的医疗成本支出。

第一节　慢性病相关监测

　　慢性病相关监测是指长期、连续、系统地收集、分析、解释、反馈、利用慢性病患者发病、死亡原因及行为危险因素等相关公共卫生信息的过程。其目的是发现慢性病的分布特征与变化趋势，为制定、完善和评价慢性病干预措施与策略提供依据。在实际工作中，慢性病监测主要包括发病监测、死因监测、伤害监测、行为危险因素监测四大类，其监测对象通常覆盖整个辖区或有代表性区域的户籍人口。慢性病相关监测以医院报告和各级疾控中心审核的被动监测形式为主。慢性病主动监测，如医院的慢性病、死因漏报调查和行为危险因素调查也在工作中发挥着重要作用。

一、发病监测

（一）预备知识

慢性病发病监测是公共卫生监测中的一项重要内容，目的是观察人群中的慢性病消长动态和变化趋势。

1.慢性病发病监测内容

慢性病发病监测的对象为本地户籍人群，病种包括所有恶性肿瘤（含中枢神经系统的良性肿瘤）、糖尿病、冠心病、脑卒中四类疾病。监测内容包括新发病例的一般人口学特征（姓名、性别、出生日期、身份证号码、户籍地址、常住地址、工作单位、联系电话、民族、文化程度），疾病诊断的类型、依据、临床症状及编码，发病/首次诊断日期，死亡日期（原因），病史摘要，诊疗单位及医生姓名，等等。

2.慢性病发病监测方法

慢性病发病监测可以手工填报报告卡（以下简称"报卡"），然后将卡片内容录入计算机网络报告系统，也可以用计算机直接进行网络报告。日常监测以各级医疗机构常规上报监测资料的被动监测方式为主，也可以通过定期的医院/居民漏报调查等方式主动发现监测人群中的新发病例。

（二）技能操作方法

1. 四种慢性病报卡的审核与查重

报卡审核是指对首诊医生上报的恶性肿瘤、糖尿病、冠心病、脑卒中共四种慢性病报卡的完整性和准确性进行审核。各级医疗机构需要配备专门的审核人员，通常由医院保健科的专职人员完成审核工作。各区县疾控中心需要在医疗机构上报四种慢性病报卡后1周内完成报卡的审核。市疾控中心则每个月抽取一定比例的报卡进行审核。

（1）报卡的完整性：报卡内容填写完整，没有空缺项。主要包括以下三个方面。

①患者的基本信息，包括姓名、性别、出生日期、身份证号码、户籍和常住地址。

②诊断信息，包括诊断名称（部位）、《国际疾病分类》第十版（ICD-10）编码、《国际疾病分类肿瘤学专辑》第三版（ICD-O-3）编码、病理学类型、糖尿病类型、脑卒中发作和冠心病急性发作的类别、糖尿病的危险因素（身高、体重、血脂等可选项）、诊断依据、首次诊断日期或发病日期、死亡日期、死亡原因、报告医生姓名、报告日期等。

③病史摘要是对诊断信息的有效补充，如肿瘤多部位原发的核实结果、更为详细的疾病史和就诊过程。

（2）报卡准确性：报卡信息填写真实可靠，没有逻辑错误。对报卡准确性的审核主要是核对填报项目的逻辑性，内容包括以下八点。

①出生日期、性别与身份证号码之间的逻辑关联。

②户籍/常住地址的区县、街道、详细地址之间的一致性。

③糖尿病和心脑血管急性发作的类型与ICD-10之间的一致性。

④ICD-10和病理学类型之间的一致性。

⑤ICD-O-3编码与ICD-10之间的一致性。

⑥病理学类型与诊断依据之间的一致性。

⑦首次诊断日期/发病日期与病史摘要内容之间的一致性。

⑧死亡日期与诊断日期之间的逻辑关系。

（3）报卡查重：对同一个病例的多条记录，即疑似重卡进行核实和查重。要求户籍区内的每种慢性病疑似重卡率低于2%，街道内的慢性病疑似重卡率低于1%。判断为疑似重卡需同时满足以下两个条件。

①某项基本信息完全一致，如身份证号码相同。

②疾病诊断或肿瘤原发部位相同、ICD-10中前3位字符相同、符合多原发肿瘤判定原则。

此外，针对脑卒中与冠心病急性发作，还需要满足发病时间在28天以内。针对妊娠糖尿病，还需满足诊断时间在10个月以内。查重时需要核实以下内容，以保证查重的准确性。

①户籍地址。

②肿瘤原发部位、继发部位，其他三种慢性病的亚型区分。

③诊断日期、发病日期。

重复卡的合并处置原则包括以下五点。

①尽可能保留较为详细的信息。

②保留最早一次诊断的日期。

③保留最详细的诊断信息。

④保留最高的诊断级别。

⑤保留区县审核日期早的报卡（旧卡）。

2.医疗机构慢性病发病报告漏报调查

医疗机构慢性病发病报告漏报调查通常采用现场随机抽样的方法。首先，随机抽取该医疗机构某个月的所有住院病历和门诊病历；其次，查看病案资料，记录应报告的病历信息（包括户籍地址、姓名、身份证号码、诊断名称、诊断年份、诊断依据），每种慢性病通常随机选取10例，若不到10例则全部摘录；最后，与慢性病监测信息系统的数据库进行核对，确定未报告的病例数。未报告病例总数与应报告病例总数之比等于该医疗机构的漏报率。医疗机构慢性病发病报告漏报率要求在5%以下。

3.医疗机构慢性病报卡准确性复核

医疗机构慢性病报卡准确性复核主要包括对基本信息和诊断信息两部分内容的准确性的复核。由于门诊病历的病案信息较少，通常复核医疗机构的住院病历准确性。复核方法如下。

（1）从慢性病监测信息系统中随机抽取该医疗机构某一个时间段的四种慢性病报卡各10例（若不到10例则全部抽取），并将原始信息记录在个案复核表上。

（2）查询该医疗机构的住院电子病历系统或者纸质病案，查看抽查病历的病案首页、入院记录、出院记录、病理报告、影像学诊断报告、生化检验报告等，核对报卡的基本信息、诊断名称（部位）、首次诊断/发病日期、诊断依据填写的准确性。

（3）统计报卡准确率：报卡信息中只要有一项填写不准确，就视为该报卡填写不准确，填写完全准确的报卡总数与抽取报卡的总例数之比等于报卡准确率，要求每种慢性病报卡的准确率不低于95%。

二、死因监测

（一）预备知识

死因监测是持续、系统地收集人群死亡（死因）资料，并进行综合分析，研究人群死亡水平、死亡原因及变化规律的基础性工作。进行死因监测可以了解辖区居民的人口变动情况、病伤死亡水平、确定死亡的分布及变化趋势，科学地评价人群健康水平，为制订工作计划、开展科学研究、进行防病工作、评估干预措施的效果及提高卫生服务质量等提供依据。

1.死因监测的内容

（1）死因监测的资料包括人口资料、出生资料、死亡及死亡原因资料。

（2）监测资料的整理分析。死因监测结果可以通过简报、专题报告等形式发布，也可进行5年、10年或更长期的监测数据的纵向、横向综合比较和分析，掌握动态变化和死因构成及顺位的变化，进行趋势分析和预测，常见的死因统计指标为死亡率和构成比。

2.死因监测的方法

死因监测应采用主动监测与被动监测相结合的方式。除医疗机构常规收集、报告发生在医院的死亡个案信息外，还需要社区医生主动搜索辖区内发生的死亡个案，按照要求填报相关报卡，进行网络直报。由于风俗习惯等因素，我国很多地区居民的死亡地点仍为家中，因此社区医生主动搜索是非常重要的死因监测途径。

（二）技能操作方法

1.《居民死亡医学证明（推断）书》的填写要求

《居民死亡医学证明（推断）书》（以下简称《死亡证》）是医疗卫生机构出具的、说明居民死亡及其原因的医学证明，是人口管理与死因监测的基本信息来源，是有关部门办理注销户口、殡葬火化等手续的凭证，是诉讼或司法的法律证据，是群众性、社会性凭证及公证必备的文件。因此，填写者及相关人员必须以严肃、认真、科学的态度对待。

《死亡证》共有四联：第一联是原始凭证，由出具单位永久保存；第二联由公安机关注销户籍后保存；第三联由死者家属保存；第四联由殡仪馆凭此联办理殡葬手续后保存。

（1）填写范围：发生在辖区内的所有死亡个案，包括在辖区内死亡的户籍和非户籍中国居民（包括死亡新生儿），以及港澳台同胞和外籍人员。

（2）填写人。

①在医疗卫生机构中或来院途中死亡的，由负责救治的执业医师填写《死亡证》。

②在家中或养老服务机构、其他场所中正常死亡的，由本辖区社区卫生服务机构或乡镇（街道）卫生院负责调查的执业（助理）医师，根据死亡申报材料调查询问结果并进行死因推断之后，填写《死亡证》。

医疗卫生机构不能确定是否属于正常死亡者，需经公安机关判定死亡性质。公安机关判定为正常死亡者，由负责救治或调查的执业医师填写《死亡证》。

未经救治的非正常死亡证明由公安机关按照现行规定及程序办理。非正常死亡是指外部作用导致的死亡，包括火灾、溺水等自然灾难致死，以及工伤、医疗事故、交通事故、自杀、他杀、受伤害等人为致死（含无名尸）。

（3）《死亡证》填写的一般要求：四联填写齐全，字迹清楚，内容准确，不缺项，不错项。用钢笔或碳素笔填写，不得勾画涂改，签名并加盖公章后生效。填写选择式问题时，只可选择最适合的唯一答案，不能多选。注意逻辑关系，减少不详。填写死亡原因时应使用医学专业疾病名称，并用中文书写，不得使用英文或英文缩写。

（4）《死亡证》各项目的填写要求。

①省、市、县：出具《死亡证》的医疗卫生机构所在的省、市、县名称。

②行政区划代码：填写出具《死亡证》的医疗卫生机构所在的县（区、旗）的6位行政区划代码。

③编码：填写17位代码，编码规则为《死亡证》出具单位的（组织）机构代码（9位）+年份（4位）+流水码（4位）（省网不自动生成）。

④国家或地区填写中文简称：如中国、美国、加拿大等。

⑤有效身份证件类别及号码：证件类别及号码不得空缺，中国公民要求填写18位身份证号码。

⑥年龄：按周岁填写，死亡新生儿应填写实际存活的月、日、小时。

⑦出生、死亡日期：填写出生或死亡的年、月、日。死亡新生儿应填写到

时、分。

⑧个人身份：按照死者死亡前的个人身份填写，离退休后死者的个人身份一律填"离退休人员"。

⑨死亡地点："医疗卫生机构"指各级各类医疗卫生机构住院部及急诊室；"不详"指未能确定的死亡地点（仅限非正常死亡者）。

⑩常住、户籍地址：常住地址指死者生前居住半年以上的地址，户籍地址指户口簿上登记的地址，均要详细到门牌号码。

⑪生前主要疾病的最高诊断单位：三级医院（含相当）包括三级妇幼保健院及专科疾病防治院；二级医院（含相当）包括二级妇幼保健院及专科疾病防治院；其他医疗卫生机构包括急救中心、一级医院、门诊部、诊所（医务室）、疗养院等。

⑫生前主要疾病最高诊断依据："死后推断"仅限死亡地点为"来院途中""家中""养老服务机构""其他场所"时填写。

⑬致死的主要疾病诊断：第Ⅰ部分按顺序填写直接死因；第Ⅱ部分按程度填写其他死因；时间间隔应尽量填写；每行只能填写一种死因；临死前的表现一般不需要填写；不明确的情况及症状、体征一般不需要填写；优先填写更严重、更具特异性的疾病诊断；损伤中毒需报告临床表现和外部原因。

⑭补发《死亡证》时，需在第一联及补发联注明"补发"及补发时间。申请人应为《死亡证》签字家属或委托人，并出具有效身份证件。

（5）调查记录的填写要求。

①死者的生前病史及症状特征：用精简的医学术语写出病历摘要，如达不到此要求，也可将死者家属提供的有关情况如实记录下来。

②被调查者姓名：接受死因调查的对象。

③与死者的关系：被调查者与死者的关系，如直系、旁系亲属或邻里、同事等关系。

④联系地址或工作单位：被调查者的具体地址和工作单位。

⑤电话号码：被调查者的电话号码。

⑥死因推断：明确的疾病诊断名称。

⑦调查日期：对死亡病例的调查时间。

2.死因监测报告流程

死因监测是一项长期的工作，为保证工作质量、掌握准确的监测数据，必须遵守规范的工作流程。死因监测报告流程如下。

（1）《死亡证》的填写：由负责救治的执业医师或负责进行死亡调查的执业（助理）医师填写《死亡证》，并向本单位防保科上报《死亡证》。

（2）网络报卡：防保科医师对上报的《死亡证》的完整性、准确性进行审核，按照ICD-10对根本死因进行编码，然后完成卡片上报或网络直报。

（3）区县疾控中心审核：县（市、区）级疾病预防控制中心对辖区报告的死亡个案在7天内完成审核，审核不通过的要注明审核意见，并将错误信息反馈给报告单位核实及订正；对辖区内的死亡个案进行查重，对疑似重卡经过核实后查重。

（4）初访：区县疾控中心审核通过的卡片经过属地确认后会流转到死亡个案户籍所在地的社区卫生服务中心（乡镇卫生院），社区卫生服务中心（乡镇卫生院）的防保科医师或责任医生需在30天内对非本社区卫生服务中心（乡镇卫生院）填报的死亡个案进行初访。初访方式为入户或电话访视。初访时限为县（市、区）审核合格后1个月内。初访内容包括死者姓名、性别、出生年月、户籍地址、常住地址、身份证号码、死亡原因、死亡日期等。

（5）数据审核：县（市、区）级疾病预防控制中心（center for disease control and prevention, CDC）每月需对死亡个案进行复审，计算死因相关指标，撰写审核报告。常用的质量评价指标有以下六种。

①死亡报卡质量，包括准确性、完整性、逻辑性。

②报告及时率在95%以上。对于在医院死亡的病例，报告期限为死亡后的7天以内；对于在家中或者其他地方死亡的病例，报告期限为30天。

③身份证号码填写率在95%以上。

④根本死因编码不准确的比例在5%以下。根本死因不准确主要为死因不明、伤害无外部原因或其意图不明、心血管病缺乏诊断意义、肿瘤未指明位置，以及呼吸衰竭和肝衰竭五大类。

⑤初访完成率为100%，初访及时率在95%以上。

⑥乡镇（街道）重复卡的比率在0.5%以下，县（市、区）在1.0%以下。

另外，还可以把粗总死亡率、婴儿死亡率、5岁以下儿童死亡率、新生儿死亡率、死因顺位等指标作为全年数据的质量评价指标。

3.医疗机构死亡漏报调查和社区卫生中心/乡镇卫生院死亡初访质量复核

对医疗机构进行督导检查是死因监测工作中一项重要的质量控制措施，通过督导检查可以掌握各级医疗机构死因监测报告的质量和管理情况，发现死因报告管理工作中存在的问题，分析原因，提出具有针对性的解决方法，从而进一步提高死因报告工作的质量。其中，医疗机构死亡漏报调查和初访质量复核是两项主要的检查内容。

（1）医疗机构死亡漏报调查：各县（市、区）疾病预防控制中心每年开展两次医疗机构死亡漏报调查，医疗机构死亡漏报率要求为0。检查方法：查阅年度急诊室的死亡登记本，5岁以下儿童死亡登记本、抢救登记本、留观/离观登记本，全院出入院登记本，产科的分娩登记本、新生儿死亡登记本，医院太平间登记本，等等，将查出的死亡病例与该院的自查记录和死亡上报记录进行核对，凡未报告者视为漏报。

（2）初访质量复核：每年对全市所有社区卫生服务中心/乡镇卫生院开展初访质量复核。检查方法：由省疾病预防控制中心随机抽取5例个案下发给各县（市、区）级疾病预防控制中心进行复核，通过电话或入户调查等方式复核，复核内容包括死者基本信息（姓名、性别、出生日期、身份证号码、户籍区县与街道/乡镇）、死因信息（死亡时间、死亡原因），其中任意一项不相符则判断为"初访不符合"。

三、伤害监测

（一）预备知识

1.伤害的概念

伤害是由运动、热量、化学、电或放射线的能量交换超过机体组织的耐受水平造成的组织损伤，窒息引起的缺氧，以及由此引起的心理损伤等。目前，国际上的伤害的定义和分类仍只包括能量的转移所造成的各类躯体的损伤。《流行病学（第7版）》将伤害定义为"凡因能量（机械能、热能、化学能等）的传递或干扰超过人体的耐受性造成组织损伤，或窒息导致缺氧，影响了正常活动，需要医治或者看护"。伤害是各国面临的一个重要的公共卫生问题。我国每年有70

万～80万人死于各种伤害，占死亡总数的11%，居死因顺位的第5位。伤害的高发生率和高致残率消耗大量的卫生资源，给国家、社会、家庭和个人带来了沉重的负担。

2.伤害监测的概念

伤害监测是指长期、连续、系统地收集伤害的动态分布及其影响因素的资料，经过分析将信息上报和反馈，传达给所有应当知道的人，以便及时采取干预措施并评价其效果。伤害监测是开展伤害预防控制的基础性工作。通过医院伤害监测，收集伤害就诊资料，获取并分析伤害发生的特征和变化趋势，可以为伤害预防控制和相关卫生行政决策提供科学依据。医院伤害监测的目的是收集医院伤害发生的种类、时间、地点、原因等资料，监测医院伤害发生的流行病学特征和变化趋势，确定伤害优先问题，为制定伤害预防措施提供依据。

（二）技能操作方法

1.伤害的主动监测与被动监测

（1）伤害监测点的确定：

①监测系统的组成：全国伤害监测系统由国家、省（自治区、直辖市、计划单列市）、监测点县（市、区）级疾病预防控制机构，以及相应的医院组成。

②监测点的确定：监测点是根据中国疾病预防控制中心慢性非传染性疾病预防控制中心制定的全国伤害监测方案，按照多阶段分层随机抽样的方法产生的。城市监测点以城区为基本单位，农村监测点以县（市、区）为基本单位。

③监测对象：首次在监测点医院就诊且符合伤害诊断标准的各类伤害病例。因同一次伤害在监测点医院复诊的病例不作为监测对象。调查表格应该填写完整。调查应该在患者神志清醒的状态下进行，调查内容要保密，患者无法自己回答时可询问了解情况的家属或陪同者。

（2）伤害监测流程：伤害监测包括主动监测和被动监测，主要通过医院伤害监测报告及开展伤害调查来完成。主动监测的形式主要为伤害调查，伤害调查是以人群为基础的流行病学研究，通常以社区为基础开展人群调查。与以医院为基础的监测方法相比，以社区为基础的伤害调查的优势在于可以发现那些没有去医院就诊的伤害病例。伤害调查的核心数据集包括人口统计学信息（编号、年龄、性别、受教育程度、职业）、伤害发生的因素（地点、行为、机理、动机、性质、酒精饮用程度）、伤害造成的失能（体格损伤、失能的性质）、伤害发生后的治疗和护理（寻求医疗护理、治疗地点、入院治疗和住院的时间）、伤害造成的影响（对正常活动的影响、误工、家庭成员工作或学习方面的损失），以及与伤害相关的死亡信息（死亡年龄、地点、死亡时间）。

被动监测主要依靠医院伤害监测信息系统，有关市、县（区）级疾控中心按照中国疾病预防控制中心下发的抽样方案，选择部分医疗机构作为监测点，以年度为单位持续监测。当伤害发生对象到医院就诊时，由医院的医生或护士填写伤害个案卡，由医院防保部门人员在7天内完成质量审核并通过网络上报给当地县级疾控中心，当地县级疾控中心的工作人员在7天内完成每一例个案的网络审核、确认并将数据上报至市级疾控中心，市级疾控中心的工作人员对上报数据进行汇总、审核、分析并生成报告。

2.伤害监测质量控制

（1）填卡情况：

①漏录和错录：县（市、区）疾病预防控制中心对所收集的卡片的上报情况进行调查。具体方法为：随机抽取100张已经上报的卡片，将卡片信息与数据库进行核对，检查是否有漏项、录入错误等情况。

漏录率＝漏录报告卡数/抽查报告卡数（要求漏录率低于5%）

错录率＝上报错误卡数/抽查报告卡数（要求错录率低于5%）

②漏报率：检查承担监测任务的医疗机构的伤害病例登记资料（如急/门诊日志、住院病历），并与已填写的报卡进行核对，检查漏报情况，并予以记录。对重点科室进行重点检查，综合性医疗机构抽查不少于30例，乡镇医疗机构抽查不少于15例，采用随机抽样的方法抽取伤害病例。

漏报率＝漏报例数/抽查伤害病例登记资料的伤害病例数（要求漏报率低于5%）

（2）报卡质量：随机抽取承担监测任务的医疗机构上报的报卡，检查是否有漏项、错项及逻辑错误等问题，只要报卡中有任意一项错误就可认为该卡为错误卡。对综合性医疗机构每次抽查不少于20例，乡镇医疗机构每次抽查不少于10例。

错填率＝填写错误卡数/抽查报卡数（要求错填率低于5%）

（3）报卡及时性：审核上报卡片，其中伤害发生后1周内完成上报的卡片为报告及时卡，上报后1周内完成区县审核的卡片为审核及时卡。主要指标为报告及时率和审核及时率。

报告及时率＝报告及时卡数/总伤害报卡数（要求报告及时率不低于95%）

审核及时率＝审核及时卡数/总伤害报卡数（要求审核及时率不低于95%）

四、行为危险因素监测

（一）预备知识

行为危险因素监测是指通过长期、系统、持续地收集人群的有关行为、知识、态度的动态分布及变化趋势，分析数据，并将结果上报或发送给所有监测人员，及时采取有效的干预措施并评价其效果。

1.行为危险因素监测的目的

行为危险因素监测的目的是明确成人主要行为危险因素的分布、流行情况及变化趋势，为制定合理的公共卫生政策（特别是慢性病和意外伤害的控制措施和策略）并评价其效果提供信息。

2.行为危险因素监测的方法

常见的行为危险因素监测的方法有面对面调查和电话调查，可以连续进行，也可以采取每2～3年1次的专题调查方式。面对面调查由调查员上门入户，或将调查对象集中在某一固定的场所（居委会、社区卫生服务中心），通过调查员面对面询问调查对象完成。我国的行为危险因素监测通常采用面对面调查的方法。美国成人行为危险因素监测采用计算机辅助电话调查，分配样本至每月，持续进行调查。调查员坐在电脑前，面对电脑屏幕，通过电话进行询问调查，并将调查对象的回答结果记录在计算机上。电话调查有速度快、容易控制调查质量、解决"入户难"的问题等优势，但需要有一定的电话普及率，也受调查对象配合程度等的影响。

（二）技能操作方法

1.抽样方法

多阶段随机抽样方法的具体抽样过程如下。

第一阶段：随机抽取县（市、区）。

第二阶段：在每个抽中的县（市、区）中，随机抽取一定比例的乡镇/街道。

第三阶段：在每个抽中的乡镇/街道中，随机抽取一定比例的行政村/居委会。

第四阶段：在每个抽中的行政村/居委会中，随机抽取若干家庭。

第五阶段：采用KISH表等方法从符合条件的家庭中随机抽取1名成员作为调查对象，或将出生日期最接近调查日的成员作为调查对象。

2.调查内容与方法

成人行为危险因素监测主要是通过自我报告的方式监测人们的健康和不健康行为。以成人行为危险因素调查表为监测工具，每3年开展1次入户调查。以乡镇/街道为单位进行随机抽样，在抽到的乡镇/街道中随机整群抽样确定样本家庭，并在抽中的样本家庭中随机抽取1人进行调查。监测对象为15～69岁的当地户口居民。问卷调查的内容主要包括人口学资料、健康状况和生活质量、健康保健及卫生服务情况，以及吸烟、饮酒、高血压意识、高脂血症意识、糖尿病意识、体力活动、饮食习惯、体重控制、交通伤害、农药和鼠药管理、病毒性肝炎和免疫接种、性病和艾滋病知识等情况。调查采用面对面询问的方式，问卷由调查员填写完成。

3.组织实施

（1）市级疾病预防控制中心：负责方案、调查表的设计、论证和印刷，调查员的培训，现场技术检查和督导，数据录入，全市数据汇总、清理、分析和调查报告撰写，完成三级质量控制。

（2）县（市、区）级疾病预防控制中心：负责本地实施方案的制定，现场调查员的二级培训，现场工作实施，数据录入，调查工作总结撰写，完成二级质量控制。

（3）乡镇/街道调查工作组：负责本区域内的调查实施工作，并指派调查指导员，完成一级质量控制。

4.质量控制

在调查前对调查员进行严格的选拔和培训。应选拔工作责任心强、业务素质水平较高、有一定沟通能力、能讲当地方言的人员作为调查员。调查员在了解调查目的、熟悉调查内容、掌握调查方法、培训合格后方可参加调查。

在调查过程中，设置质量控制员查看调查员返回的问卷，检查每一份问卷是否存在遗漏或逻辑错误；每天调查结束后，召集所有调查员，反馈审核中发现的各种问题并及时纠正。

调查结束后，各县（市、区）成立质量考核小组，抽查一定比例的行为危险因素监测调查家庭进行再访，评价两次调查的一致性。

使用EpiData数据录入软件实施数据录入。做好调查问卷和数据库的保存、管理、备份工作。

5.报告撰写

及时做好资料分析和监测报告的撰写工作，把监测结果呈报给有关部门和政策制定者，以便其掌握信息，制定有效的干预策略和措施。同时，把监测结果及时反馈给参与调查的有关单位，以提高其积极性和参与度。

第二节　社区慢性病综合防治

当前，慢性病已成为我国城乡居民的主要健康问题，我国已将慢性病综合防治工作纳入国家基本公共卫生服务项目中，面向全体居民免费提供慢性病管理和随访服务。各级专业机构要以社区居民健康服务为中心，以健康教育和健康促进为主要手段，以改善人群行为方式和防治技能为重点，长期开展有效的慢性病综合防治工作。

一、社区高血压患者健康管理

（一）预备知识

1.高血压的诊断

《中国高血压防治指南（2018年修订版）》将高血压定义为：在未使用降压药物的情况下，非同日3次测量收缩压不低于140 mmHg和（或）舒张压不低于90 mmHg，或血压为正常水平但正在接受抗高血压治疗。偶尔一次血压超过140/90 mmHg并不能诊断为高血压，而单次血压测量值正常，亦不能排除高血压状态的存在。

2.高血压的分级

根据血压水平，高血压可分为三种级别，血压分级是高血压患者分级管理的定级基础（表2-1）。血压与心血管疾病风险在很大程度上呈连续性，即便血压低于140/90 mmHg，即在正常血压范围内，也没有明显的最低危险阈值。对于血压处于正常高值范围的人群，降压治疗可以预防或延缓高血压发生。

表2-1　18岁以上成年人血压水平的定义和分类

类别	收缩压（mmHg）		舒张压（mmHg）
正常血压	＜120	和	＜80
正常高值血压	120～139	或	80～89
高血压	≥140	或	≥90
1级高血压（轻度）	140～159	或	90～99
2级高血压（中度）	160～179	或	100～109
3级高血压（重度）	≥180	或	≥110
单纯收缩期高血压	≥140	和	＜90

3.高血压的危险分层

高血压及血压水平是影响心血管事件发生和预后的独立危险因素，但并非唯一决定因素，多数高血压患者还有血压以外的心血管危险因素。综合血压分级、心血管疾病危险因素、靶器官损害及并存的临床情况等高血压患者预后的影响因素，可将高血压患者分为低危、中危、高危、很高危四层，见表2-2和表2-3。

表2-2　高血压患者心血管疾病危险分层

其他危险因素、靶器官损害和疾病史	血压（mmHg）			
	SBP130~139和（或）DBP85~89	SBP140~159和（或）DBP90~99	SBP160~179和（或）DBP100~109	SBP≥180和（或）DBP≥110
无其他危险因素	—	低危	中危	高危
1~2个危险因素	低危	中危	中/高危	很高危
大于等于3个危险因素，合并任何靶器官损害或临床疾患	中/高危	高危	高危	很高危
临床并发症，或慢性肾脏病大于等于4期，有并发症的糖尿病	高/很高危	很高危	很高危	很高危

表2-3　影响高血压患者心血管疾病预后的重要因素

心血管疾病危险因素	靶器官损害	并存的临床情况
1.高血压（1~3级） 2.男性大于55岁，女性大于65岁 3.吸烟或被动吸烟 4.糖耐量受损（2小时血糖7.8~11.0 mmol/L）和（或）空腹血糖异常（6.1~6.9 mmol/L） 5.血脂异常 TC≥5.2 mmol/L（200 mg/dL）或LDL-C>3.4 mmol/L（130 mg/dL）或HDL-Ch<1.0 mmol/L（40 mg/dL） 6.早发心血管病家族史（一级亲属发病年龄小于50岁） 7.向心性肥胖（腰围：男性不低于90 cm，女性不低于85 cm）或肥胖（BMI不低于28 kg/m²） 8.高同型半胱氨酸血症（不低于15 μmol/L）	1.左心室肥大 2.心电图：Sokolow-Lyon电压大于3.8 mV或Cornell乘积大于244 mV·ms 3.超声心动图LVMI：男大于等于115 g/m²，女大于等于95 g/m² 4.颈动脉超声IMT≥0.9 mm或动脉粥样硬化斑块 5.颈-股动脉脉搏波速度不低于12 m/s 6.踝/臂血压指数小于0.9 7.估算的肾小球滤过率降低（eGFR30~59 mL·min⁻¹·1.73 m⁻²）或血清肌酐轻度升高：男性115~133 μmol/L（1.3~1.5 mg/dL），女性107~124 μmol/L（1.2~1.4 mg/dL） 8.24小时微量白蛋白尿30~300 mg或白蛋白/肌酐比大于等于30 mg/g（3.5 mg/mmol）	1.脑血管病： 脑梗死、脑出血、短暂性脑缺血发作、心脏病、心肌梗死、心绞痛、冠状动脉血运重建、慢性心力衰竭、心房颤动、肾脏病、糖尿病肾病、肾功能受损 2.eGFR<30 mL·min⁻¹·1.73 m⁻² 3.血肌酐升高：男性不低于133 μmol/L（1.5 mg/dL），女性不低于124 μmol/L（1.4 mg/dL） 4.蛋白尿（大于等于300 mg/24 h） 5.视网膜病变出血或渗出，视乳头水肿 6.糖尿病新诊断：空腹血糖大于等于7.0 mmol/L（126 mg/dL），餐后血糖大于等于11.1 mmol/L（200 mg/dL），已治疗但未控制，糖化血红蛋白（HbA1c）大于等于6.5%

注：TC为总胆固醇；LDC-C为低密度脂蛋白胆固醇；HDL-Ch为高密度脂蛋白胆固醇；LVMI为左心室质量指数；BMI为体重指数。

4.高血压筛查对象

健康成年人最好每年测量一次血压。35岁及35岁以上的人群为高血压重点筛查对象，通过开展医疗机构首诊测血压工作，结合社区诊断、专项调查，以及居民健康体检、就业体检和职工体检等途径，常可以筛查出高血压患者，特别是无症状高血压患者。

（二）技能操作方法

1.血压测量方法

血压测量是了解血压水平、诊断高血压、指导临床治疗、评估降压疗效的主要依据。血压的测量方式主要包括诊室血压测量、家庭自测血压和动态血压监测，其中诊室血压测量是目前常用的方法。

正确掌握血压测量方法和测量技术，了解我国人群的血压状态，是改善人群高血压知晓率和治疗率的基本环节。推荐使用经认证的上臂式电子血压计或符合标准的台式水银柱血压计测量血压，不推荐使用腕式或手指式电子血压计。台式水银柱血压计要求每半年校准一次。电子血压计和动态血压计均应经过国际标准验证，常用的国际标准有欧洲高血压学会（ESH）国际标准、英国高血压学会（BHS）标准和美国医疗仪器促进协会（AAMI）标准，我国推荐应用ESH标准。

最常用的血压测量方法为听诊法（又称"科罗特科夫音法"），其原理是为充气袖带充气，压迫动脉血管，进而阻断血液流动，随后缓慢放气，当袖带压力小于血压时，血液在血管内流动形成间歇性的动脉搏动音（科罗特科夫音），测试人员通过辨别动脉血流受阻过程中的科罗特科夫音及相应点的压力来确定收缩压和舒张压。科罗特科夫音分5个时相，在大多数情况下以第1时相的科罗特科夫音出现时的血压数值为收缩压，第5时相的科罗特科夫音出现时的血压数值为舒张压（表2-4）。

表2-4 科罗特科夫音分类

时相	特征
第1时相	袖带压力下降过程中听到第1次轻的重复而且清晰的敲击声
第2时相	随着袖带压力的下降，声音变大，成为较响的钝浊声
听诊无音间歇	在一些患者测量过程中，听诊音完全消失的短暂时间

续表

时相	特征
第3时相	声音变得更响，出现较清脆的敲击声
第4时相	声音突然变小，短促而低沉
第5时相	随着袖带压力下降，声音最终消失

注：第2和第3时相的听诊音的临床意义目前尚不清楚。

规范的血压测量可归纳为"三要点"。

（1）安静放松：去除可能有影响的因素（测量前30分钟内禁止吸烟、饮咖啡或茶等，排空膀胱），安静休息至少5分钟。测量时取坐位，双脚平放于地面，放松且身体保持不动，不说话。

（2）位置规范：上臂袖带中心与心脏（乳头水平）处于同一水平线上（水银柱血压计也应置于心脏水平）；袖带下缘应在肘窝上2.5 cm（约两横指）处，松紧合适，以可插入1～2指为宜。使用台式水银柱血压计测量时，听诊器胸件置于肱动脉搏动最明显处，勿绑缚于袖带内。

（3）读数精准：电子血压计直接读取记录所显示的收缩压和舒张压数值；水银柱血压计在放气过程中听到的第1音和消失音（若不消失，则取明显减弱的变调音）分别为收缩压和舒张压，眼睛平视水银柱液面，读取水银柱凸面顶端对应的偶数刻度值，即以0，2，4，6，8结尾，如142/94 mmHg，避免全部粗略读为尾数0或5的血压值。

2.高血压患者的分级管理

《中国高血压防治指南（2018 年修订版）》建议将高血压患者按心血管疾病危险因素、靶器官损害等进行总体风险评估，对不同风险级别给予不同的治疗和随访。我国的这种分级管理模式最早在 1999 年被写入指南。随着指南的不断更新及高血压危险分层和治疗随访方法的不断调整，大量的研究实践证明其行之有效。

社区医生在将高血压患者纳入管理之初，应全面询问患者病史，并对患者进行体格检查及辅助检查，找出影响预后的因素，对其血压水平和危险因素进行评估。根据发生心血管事件和死亡的危险程度，将患者分为一、二、三级进行管理。按照分级管理要求，社区医生每年要对高血压患者提供至少4次面对面的随访，患者的管理级别原则上每年调整1次。

（1）一级管理：针对1级高血压且无其他危险因素的低危高血压患者，每3个月至少随访1次，监测病情控制情况，以健康教育和非药物干预为主，初诊患者非药物治疗3个月无效后进行药物治疗，注意药物疗效和不良反应。

（2）二级管理：针对1级高血压伴有1~2个危险因素和2级高血压不伴有或伴有1~2个危险因素的中危高血压患者，每两个月至少随访1次，监测病情控制情况，以健康教育和用药指导为重点，强调靶器官损害的早期筛查和检出，有针对性地进行行为干预技能和规范用药指导。

（3）三级管理：除纳入一、二级管理外的高危患者，每1个月至少随访1次，监测病情控制情况，重点是加强有规律的降压治疗，注意药物疗效和副作用，强调靶器官损害的检出、干预，以及急性心脑血管事件的早期监测和处理，有针对性地进行健康教育和行为干预技能指导。

高血压患者分级管理随访内容和频度见表2-5。

表2-5　高血压患者分级管理随访内容和频度表

随访内容	一级管理	二级管理	三级管理
血压测量间隔时间	<3个月	<2个月	<1个月
24小时动态血压监测	初诊、确诊、血压波动、调整降压药物时		
非药物治疗和健康教育	全程	全程	全程
药物治疗指导	<3个月	<2个月	<1个月
自我管理指导	<3个月	<2个月	<1个月
了解患者自觉症状	全程	全程	全程
测量BMI、腰围	超重、肥胖或向心性肥胖的患者，每次随访时测量；正常体重的患者1年测量一次		
检查血脂	1~2年1次	1年1次	1年1次
检查空腹血糖	1~2年1次	1年1次	1年1次
检查尿常规	1~2年1次	1年1次	发现靶器官损害与并存相关疾病时，视病情决定检查频度，及时转诊
检查肾功能	1~2年1次	1年1次	
检查心电图	1~2年1次	1年1次	
眼底检查	选做	选做	
超声心动图检查	选做	选做	

3.高血压社区健康管理

高血压社区健康管理分为一般人群管理、高危人群管理与患病人群管理三类。

（1）一般人群管理：社区卫生服务中心应以35岁及35岁以上的常住人口为重点，组织开展多种形式的健康教育，规范建立居民健康档案并实施动态管理。一般人群建议至少每两年测量1次血压。

（2）高危人群管理：社区医生为高危人群建立管理档案，每半年至少进行1次随访管理，给予个体化生活方式的指导，开展危险因素干预与评估，每半年至少测量1次血压，具体内容见高血压非药物干预。

（3）患病人群管理：社区医生利用健康体检、为35岁及35岁以上的首诊患者测量血压和高危人群管理的方式，早期发现和确诊高血压。为患有高血压的患者及时建立管理档案，进行分级随访管理。

4.高血压药物与治疗原则

高血压治疗三原则：达标、平稳、综合管理。治疗高血压的主要目的是降低心脑血管并发症的发病率和死亡风险。

首先，要降压达标。无论采用何种治疗，将血压控制在目标值以下最为关键。

其次，要平稳降压。告知患者长期坚持生活方式干预和药物治疗，保持血压长期平稳至关重要。此外，长效制剂有利于每日血压的平稳控制，对减少心血管并发症有益，推荐使用。

最后，要对高血压患者进行综合管理。在选择降压药物时，应综合考虑其伴随合并症的情况。此外，对于有心血管疾病的患者及具有某些危险因素的患者，应考虑给予抗血小板和调脂治疗，以降低心血管疾病再发和死亡的风险。

5.高血压社区健康教育与非药物干预

高血压社区健康教育的工作内容主要包括以下两点。

（1）普及高血压主要危险因素、并发症及其危害、诊断标准、常见症状和体征、预防和治疗等基本知识。

（2）倡导合理膳食、适量运动、戒烟限酒、控制体重等健康生活方式，提供支持性工具与技能指导，鼓励社区人群改变不良生活方式，减少高血压相关危险因素，预防和控制高血压及相关疾病的发生、发展。

6.高血压患者转诊

起病急、症状重、怀疑继发性高血压，以及多种药物无法控制的难治性高血压患者应及时转诊到上级医院，待病情稳定后再由社区卫生服务中心根据上级医院制定的治疗方案继续进行管理。有条件的地方可建立与上级医院的电子转诊通道、移动式健康管理、血压远程自动传输等信息化平台，提高双向转诊、随访管理的时效性和客观性。

根据《国家基层高血压防治管理指南2020版》的建议，出现以下情况时社区卫生服务中心应及时向上级医院进行转诊，并应在两周内随访转诊情况，见表2-6。

表2-6 高血压患者转诊条件

初诊转诊	随访转诊
（1）血压显著升高（大于等于180/110 mmHg），经短期处理仍无法控制； （2）怀疑出现新的心、脑、肾并发症或其他严重临床情况； （3）妊娠期和哺乳期女性； （4）发病年龄小于30岁； （5）伴蛋白尿或血尿； （6）非利尿剂引起的低钾血症； （7）阵发性血压升高，伴头痛、心慌、多汗； （8）双上肢收缩压差异大于20 mmHg； （9）因诊断需要而必须到上级医院进一步检查	（1）足量使用至少三种降压药物，血压仍未达标； （2）血压明显波动并难以控制； （3）怀疑与降压药物相关且难以处理的不良反应； （4）随访过程中发现严重临床疾病或心、脑、肾损害而难以处理

7.高血压患者健康管理流程

基层医疗卫生机构是高血压管理的"主战场"，其管理水平将直接影响我国未来心脑血管疾病的发展趋势。依托国家基本公共卫生服务和家庭医生签约服务，基层医疗卫生机构应组建包括医生、护士、公共卫生人员的高血压管理团队，利用日常诊疗、健康体检、健康小屋、家庭访视等方式发现或确诊高血压患者，为辖区居民提供高血压预防和治疗的健康服务。

二、社区糖尿病患者健康管理

（一）预备知识

1.糖尿病诊断标准

符合以下三项指标之一，可诊断为糖尿病。

（1）有糖尿病症状且随机血糖不低于1.1 mmol/L。随机血糖是指任意时间的血糖值。典型的糖尿病症状包括多饮、多尿、多食和无其他诱因的体重下降。无症状者若出现血糖异常结果，需在无应激的情况下，在另一天重复测量血糖值，如仍然异常，即可确诊。

（2）空腹血糖不低于7.0 mmol/L（空腹状态定义为至少8小时内无热量摄入）。

（3）口服葡萄糖耐量试验（OGTT），餐后2小时血糖值不低于11.1 mmol/L。

2.糖尿病筛查对象

以辖区内35岁及35岁以上的常住居民为重点筛查对象，通过健康体检、日常诊疗、家庭访视等途径开展筛查，建议35岁及35岁以上的常住居民每两年测1次空腹血糖，以获知个人的血糖情况。

（二）技能操作方法

1.糖尿病患者的分级管理

对确诊的2型糖尿病患者，由社区医生定期进行随访管理，一般根据患者的血糖控制、并发症或合并症情况进行分级管理，分为常规管理和强化管理。每年由社区医生提供至少4次面对面的随访和4次免费空腹血糖检测服务，患者管理级别原则上每年调整1次。

（1）常规管理：针对血糖控制达标且无并发症和（或）合并症，或并发症和（或）合并症稳定的患者，每3个月至少随访1次，监测病情控制和治疗情况，开展健康教育、非药物治疗、药物治疗和自我管理指导。

（2）强化管理：有条件的地区可以开展强化管理。针对血糖控制不达标或并发症和（或）合并症不稳定的患者，每1个月至少随访1次，严密监测病情控制情况，有针对性地开展健康教育、行为干预和自我管理技能指导，督促规范用药，注意疗效和副作用，提出并发症预警与评价。

2.糖尿病患者的随访管理

（1）糖尿病患者的随访评估：在随访过程中对患者的身体状况进行准确、及时的评估，这不仅是随访的主要内容，也为下一步采取干预方式提供了依据。

①测量空腹血糖和血压，并评估是否存在危急情况。如出现血糖值不低于16.7 mmol/L或不高于3.9 mmol/L、收缩压不低于180 mmHg和（或）舒张压不低于110 mmHg、意识或行为改变、呼气有烂苹果样丙酮味、心悸、出汗、食欲减退、

恶心、呕吐、多饮、多尿、腹痛、有深大呼吸、皮肤潮红、持续性心动过速（心率每分钟超过 100 次）、体温超过 39 ℃或有其他的突发异常情况，如视力骤降、妊娠期或哺乳期血糖高于正常值等危险情况之一，或存在不能处理的其他疾病时，必须在处理后紧急转诊。对于紧急转诊者，乡镇卫生院、村卫生室、社区卫生服务中心（站）应在两周内主动随访转诊情况。若不需要紧急转诊，询问患者上次随访到此次随访期间的症状。

②测量体重，计算体重指数，检查足背动脉搏动。询问患者疾病情况和生活方式，包括心脑血管疾病、吸烟、饮酒、运动、主食摄入情况等。了解患者的服药情况。

（2）糖尿病患者的分类干预：针对随访中患者不同的身体状况，采用相应的干预方式。

①对血糖控制满意（空腹血糖低于7.0 mmol/L），无药物不良反应，无新发并发症或合并症，或原有并发症或合并症无加重的患者，预约下一次随访。

②对第一次出现空腹血糖控制不满意（空腹血糖不低于7.0 mmol/L）或有药物不良反应的患者，结合其服药依从情况进行指导，必要时增加现有药物剂量，或更换、增加不同种类的降糖药物，两周时随访。

③对连续两次出现空腹血糖控制不满意或药物不良反应难以控制，以及出现新的并发症或合并症，或原有并发症或合并症加重的患者，建议其转诊到上级医院，两周内主动随访转诊情况。

④对所有患者进行有针对性的健康教育，与患者一起制定生活方式改进目标，并在下一次随访时评估进展。告诉患者若出现意识改变、意识模糊、谵妄、昏迷、呼气有烂苹果样丙酮味、心慌、出汗、深大呼吸、皮肤潮红、发热、视物模糊等异常时应立即就诊。

（3）糖尿病患者健康管理流程：糖尿病管理是国家基本公共卫生服务的重要内容，及早发现患者，让其得到规范、有效的健康管理服务，需要有科学的管理流程加以保障。

三、慢性病社区诊断报告撰写

（一）预备知识

1.社区诊断

社区诊断借鉴了临床诊断这个名词，是通过一定的方式和手段，收集必要的资料，确定得到社区人群认可的该社区主要的公共卫生问题及其影响因素的一种调查研究方法。

2.慢性病社区诊断

慢性病社区诊断指用定性与定量相结合的调查研究方法，摸清本社区的慢性非传染性疾病的分布情况，找出影响本社区人群的主要健康问题，同时了解社区环境支持、卫生资源和服务提供与利用情况，为社区综合防治方案的制定提供科学依据。

3.环境行为学的相关知识

"环境"包括自然环境、工作和生活环境、政策环境、人文环境等；"行为"涵盖了居民与健康相关的知识、态度和行为现状。

4.流行病学的相关知识

运用疾病的分布、病因的发现和推断等相关知识，探究慢性病相关危险因素的流行和分布。

（二）社区诊断报告的内容

社区诊断报告的内容包括以下9个部分。

第一，前言。

第二，资料来源。

第三，县级基本情况。

第四，县级疾病谱特点。

第五，行为危险因素现状。

第六，辖区内的社区条件和设施情况。

第七，慢性病防控相关组织机构和人员情况。

第八，现有的卫生、疾病防治政策。

第九，当地慢性病防控重点人群、优先策略、目标、行动措施和评价标准。

1.前言

（1）慢性病及其相关危险因素的现状：总体概述慢性病的严峻形势及影响，简要描述当地慢性病及其危险因素的现状（如果有本辖区死亡率、患者数、行为危险因素等数据，建议使用当地数据）。

（2）社区诊断的目的、方法：利用辖区人口学特征、自然环境、经济状况、文化教育卫生状况等现有资料，开展慢性病及行为危险因素专题调查，也可结合定性访谈方法，收集社区诊断社会学、流行病学等资料，确定社区的主要公共卫生问题，寻找造成这些公共卫生问题的可能原因和影响因素，确定本社区综合防治的优先问题与干预重点人群及因素，为社区综合防治效果的评价提供基线数据。

2.资料来源

（1）现有资料：建议按照社区诊断内容的顺序一一描述现有资料的来源，应注明来源机构、来源资料的时间和名称。

①辖区基本情况：辖区特点、自然环境、经济状况、文化教育卫生状况可来源于XX区/县统计局XX年XX区/县统计年鉴、国民经济和社会发展统计公报。人口学特征可来源于XX区/县统计局XX年XX区/县统计年鉴、国民经济和社会发展统计公报、XX年XX区/县第X次人口普查主要数据公报、XX区/县公安局XX年XX区/县人口及其变化情况统计年报、百岁老人统计表。

②辖区疾病谱特点：死亡率、发病率可来源于XX区/县疾控中心XX年死因监测报告、慢性病监测报告。就诊率、医疗费用可来源于XX区/县统计局XX年XX区/县统计年鉴、卫生行政部门卫生服务调查分析报告、医疗费用年度分析报告（若该地区未开展卫生服务调查，该部分内容可在进行专题调查时进行）。

③辖区内的社区条件和设施情况：食品标签等推广情况可来源于质量监督部门食品营养标签专项行动资料、疾控中心食品营养标签健康教育活动资料。健身设施情况可来源于XX区/县统计局XX年XX区/县统计年鉴、体育局健身设施等汇总表、疾控中心健康教育情况汇总表。环境改善情况可来源于XX区/县统计局XX年XX区/县统计年鉴、疾控中心健康教育情况汇总表等。

④慢性病防控相关组织机构和人员情况：与慢性病防控有关的部门、机构的工作职责、内容、人员配备情况可参考XX区/县慢性病防治工作规划。慢性病防控机构和人员情况可来源于XX区/县卫生行政部门组织机构和人员状况报告、基

层医疗机构慢性病防控人员配备统计表。

⑤现有的卫生、疾病防治政策：慢性病防控的有关政策现状可来源于XX区/县政府或卫生行政部门文件汇编。慢性病防控经费情况可来源于XX区/县财政局XX区/县疾控中心年度预算表。慢性病防控有关的医疗服务提供情况可来源于疾控中心、县级以上医疗机构、基层医疗机构的慢性病监测与防治工作开展情况统计表。

（2）专题调查：主要慢性病的患病率、行为危险因素现况，居民对慢性病高危人群的判定标准和对自身体重、腰围、血压、血糖、营养标签的知晓情况，卫生服务需求和利用情况等资料可通过开展专题调查获得。此外，慢性病防控优先策略和行动措施等资料也可采用定性访谈法、专家咨询法等方式获得。

（3）各类资料的质量评价。

①现有资料：大部分资料来源于统计局、公安局、卫生行政部门、疾控中心的正式专题报告，数据可靠，质量较高。其中，疾病监测资料覆盖全市，已建立了完整的质量控制措施，并定期进行漏报调查，报告资料质量趋于稳定可靠。

②专题调查：利用性别比、玛叶指数、delta系数、基尼系数等，或通过拟合优度检验比较调查样本和总体的年龄构成有无差异，来评价专题调查的代表性；问卷设计采用标准化的结构；实验室检测由有检测资质的专业机构进行统一检测；调查前后均有完整的质量控制措施，保证了专题调查的质量。

如果开展定性访谈，定性访谈的对象可覆盖不同专业背景的慢性病防治专家和相关群体代表，以体现代表性和权威性。定性访谈的内容设计应科学合理，符合社区诊断的目的。

3.县级基本情况

（1）辖区特点：描述地理位置、行政区域、面积、户籍人口数和暂住人口数，重点描述该辖区区别于全省或全国其他地区的自然环境、人口、经济、文化、教育、卫生、历史、风俗习惯等方面的特点。可参考统计年鉴、国民经济和社会发展统计公报或政府门户网站资料等。

（2）自然环境：描述地形、地貌、气温、日照时间、湿度、降水、气候、灾害性天气、森林覆盖率，以及环境监测及质量数据，如空气质量监测数据、绿化率、水质监测数据、"三废"排放处理数据等。

（3）人口学特征。

①人口数量及增长率：户籍人口数、常住人口数、自然增长率、出生率、死亡率、社会增长率（迁入率、迁出率）。

②人口构成及变化：年龄、性别（性别比）、职业、文化程度、民族、就业人口、抚养人口[社会抚养系数＝（0～14岁人口+60岁及60岁以上人口）/（15～59岁人口）×100%]等的构成比，描述标准化趋势（如人口老龄化等）。可参考统计年鉴、国民经济和社会发展统计公报、第七次全国人口普查主要数据公报、人口及其变化情况统计年报表、百岁老人统计表等。

（4）经济状况：描述生产总值、人均年收入（农村、城市）、恩格尔系数、失业人数/失业率、人均住房面积、参加社会保险情况及医疗保险情况。

（5）文化、教育和卫生状况。

①文化：文化设施、宗教、风俗习惯、文化活动、媒体，要突出大众传媒对慢性病防控知识的宣传情况（媒体宣传专栏、电视健康教育讲座、户外媒体等）。

②教育：人口受教育程度、学校数、教师和学生数、受教育比例等，可描述相关课程（健康教育课程、讲座等）的内容。

③卫生：医疗机构的类型及数量，每千人拥有的医生、护士、床位数等。

辖区基本情况及下文的疾病谱特点、行为危险因素现状等数据建议在比较不同年份变化趋势的同时，注重与全市及全省（或全国）的情况进行横向比较。

4.县级疾病谱特点

（1）死因分析。

①死亡水平：总体描述年死亡人数、总死亡率、5岁以下儿童死亡率、婴儿死亡率，同时与全省的数据进行对比，注意数据是否合理，并按性别、年龄分组，分别描述死亡率的分布。

②期望寿命：描述总体的期望寿命、男性期望寿命、女性期望寿命，同时比较近几年来期望寿命的变化情况，有条件的可以进行去死因期望寿命和潜在寿命损失的分析等。

③三大死因：描述传染病、母婴疾病和营养缺乏病的死亡率及死因构成比，以及慢性病、损伤和中毒的死亡率及死因构成比。在描述性别分布及时间变化趋势时，构成比可用饼图描述，时间趋势可用折线图描述。

④慢性病死因分析：按肿瘤、呼吸系统、循环系统疾病分组描述死亡率水平，按疾病种类、性别、年龄分组描述死亡率分布，同时比较时间趋势。

⑤死因顺位：前5位或前10位死因、死亡率及构成比分析。

⑥不同年龄组主要死因：5个年龄组（婴儿组、少儿组、青年组、中年组、老年组）的前5位死因顺位及构成。

（2）主要慢性病发病情况：主要慢性病发病情况的分析除描述总体的发病率外，还应侧重描述不同性别组、不同年龄组、不同疾病类型组的发病率，同时比较时间趋势，肿瘤可以补充生存分析的内容。按以下四种慢性病分别进行描述：糖尿病、冠心病、脑卒中和恶性肿瘤。

（3）主要慢性病患病情况：描述专题调查人群的基本情况，包括年龄、性别、文化程度、职业、婚姻状况、人均收入构成比等。若被调查人群的年龄、性别与总体人口差异较大，应对患病率进行性别、年龄的标准化。对主要慢性病患病情况的分析除描述总体的患病率外，还应侧重描述不同性别、不同年龄组的患病率，同时比较时间趋势。按以下几种慢性病分别进行描述：高血压、糖尿病、血脂异常、超重、肥胖、向心性肥胖。

（4）就诊率分析：根据专题调查结果、卫生服务调查资料等，描述居民到各级医院就诊的情况、两周就诊率、两周患病率等。

（5）医疗费用分析：根据卫生行政部门提供的医疗机构医疗费用分析报告等，描述居民的年平均医疗费用支出情况，同时根据卫生行政部门提供的资料，描述县级以上医疗机构及社区卫生服务中心门诊、住院的平均费用情况。

5.行为危险因素现状

行为危险因素现状分析除描述总体的分布情况外，还应侧重描述不同性别、不同年龄组的分布情况，同时比较时间趋势，按以下危险因素分别进行描述。

（1）吸烟。

（2）饮酒。

（3）体育锻炼：描述锻炼及日运动量在6000步以上的人群比例。

（4）饮食：总体描述日均油摄入量、日均盐摄入量、油或盐超标的人群比例，还可以描述各大类食物日均摄入的水平（每次摄入量 × 每周食用次数 /7）等。

（5）慢性病核心知识知晓情况：人群体重、腰围、血压、血糖知晓率，慢性病高危人群判定标准知晓率、慢性病防控核心知识知晓率，等等。

6.辖区内的社区条件和设施情况

（1）食品营养标签推广：描述食品营养标签的推广活动。通过政策、监督、行政执法等途径，实现行政层面的促进；通过健康讲座、发放宣传折页、举行大型宣传活动等方式进行推广，由疾控部门落实。专题调查获得的食品营养标签知晓率按性别、年龄等进行描述。

（2）体育设施和健身环境：①社区体育设施数量及覆盖率，包括体育场馆建设情况。②多种大型体育健身活动及社区健身活动开展情况的描述，同时描述体育指导员队伍组建情况等。

（3）环境改善状况：

①社区或农村的基础设施改善：房屋情况、环境治理情况、卫生改造情况、社区办公条件。

②社区医疗服务环境改善：社区卫生服务中心的人员配置、慢性病专人管理制度等。

③健康教育宣传环境改善：媒体环境、户外宣传或健康宣传栏、社区卫生服务宣传提供的各种途径等。

④健康支持性环境：无烟单位、行动示范单位、自助检测点、健康步道、健康主题公园、健康酒店、超市低盐低脂食品专柜等。

7.慢性病防控相关组织机构和人员情况

描述慢性病防控相关组织机构（多部门）的工作职责与内容，以及人员配备情况等。

8.现有的卫生、疾病防治政策

（1）政策现状：建议按类别描写与慢性病相关的政策，包括政府、卫生、体育、教育等各部门的政策，如慢性病防控规划、肿瘤等慢性病管理、基本公共卫生服务项目、全民健康生活方式等，并简要概括每类政策的重点内容。

（2）经费来源：描述政府部门卫生专项经费投入情况。描述卫生行政部门、专业防治机构（各防办等）、医疗卫生机构慢性病相关经费的投入情况，包括疾控中心慢性病业务经费及其占疾控中心所有经费的比例、各级医疗机构慢性病防控投入情况等。

（3）慢性病防控机构与人员简介：①描述疾控中心慢性病防控工作职责及

内容，相关人员的平均年龄、性别构成、学历构成、专业构成等情况。②描述县级以上医疗机构慢性病防控相关部门的工作职责及内容，人员的总体数量、构成等。③描述社区卫生服务中心慢性病防控相关部门的工作职责及内容，相关人员的平均年龄、性别构成、学历构成等情况。

（4）医疗服务：县级以上医疗机构提供的慢性病相关医疗服务，如慢性病专科诊疗、双向转诊、对年龄不小于35岁的患者首诊测血压、死因和慢性病监测等，部分医院还开展妇女两癌筛查和儿童口腔干预等。

社区卫生服务中心提供的慢性病相关医疗服务，如居民健康档案动态管理、慢性病患者及其高危人群的随访管理、慢性病患者自我管理、一般人群慢性病健康教育、对年龄不小于35岁的患者首诊测血压等。

9.当地慢性病防控现状及主要问题、慢性病防控重点人群、优先策略、行动措施、目标及评价标准

（1）慢性病防控现状及主要问题：该部分为建议补充内容。总结上述社区诊断报告的结果，重点反映以下三个方面的问题。

①宏观环境：自然环境、人口学特征、经济状况、文化教育卫生状况、组织机构及人员、政策与经费等方面存在的影响慢性病防控的主要问题。

②疾病谱现状：引用疾病谱分析中的重点数据，发现死亡率、发病率和患病率高及增长趋势明显的疾病问题。

③行为危险因素：引用社区诊断分析中的重点数据，以反映当地危险因素流行水平高、增加趋势明显、年龄趋势提前等问题。

（2）慢性病防控重点人群：按照以下标准筛选慢性病防控重点人群。

①主要慢性病发病率、患病率高的人群。

②慢性病行为危险因素流行水平高的人群。

③慢性病死亡率高的人群。

④当地重点考虑进行干预的人群。

最终可得出某年龄段的重点人群、特定行为的重点人群或特定职业的重点人群。

（3）优先策略：针对上述慢性病防控存在的主要问题和重点人群，提出相应的优先策略。可将这些问题作为主要内容，采用专家咨询或小组讨论的形式，收集可行的优先策略。若无法开展定性调查，也要尽可能按照存在的主要问题逐

一或整合地提出优先策略。慢性病防控策略主要包括全人群策略、高危人群策略、病例管理策略、三级预防策略、健康促进策略等。

（4）行动措施：根据优先策略逐一或整合地提出相对应的行动措施。供参考的行动措施包括以下四项。

①全面实施全民健康生活方式行动，促进全人群的危险因素控制。

②依托基本公共卫生服务项目和高血压、糖尿病社区综合防治工作规范，加强对慢性病患者及慢性病高危人群的疾病管理。

③加强县级以上医疗机构对基层医疗机构的培训、指导，加强双向转诊。

④提升改造社区家庭档案电子信息系统和医院信息系统的对接，加快区域信息化建设。

（5）目标及评价标准：提出慢性病防控的总体目标，可参考慢性病工作规划目标。评价标准包括过程性评价指标和效果指标。过程性评价指标根据行动措施的要求具体罗列，如规范管理率、健康教育活动开展情况等；效果指标主要体现慢性病防控的阶段性效果，如知晓率、控制率、健康行为率等。

第三章

传染病突发事件公共卫生风险评估

　　传染病突发事件是突发公共卫生事件中最常见的一类事件，也是最受社会关注的一类突发事件。由于传染病本身易于传播、难以控制的特点，其防控决策需要更多的循证支持，因此风险评估有着较强的指导意义。传染病突发事件公共卫生风险评估的应用机会远多于其他突发事件，如不同季节及地区常见传染病的暴发流行风险、传染病暴发疫情继续蔓延的风险、国外重要传染病的输入与流行风险等。自然灾害、重大活动期间，公共卫生风险评估的内容较为广泛，但传染病风险仍然是其评估的重点内容。

　　开展传染病突发事件的风险评估，需遵循风险评估基本准则，同时应紧密结合传染病自身特点，充分考虑开展传染病风险评估的背景或环境。可以以现有风险评估方法、工具为蓝本，结合评估病种及背景进行拓展开发，使评估工具的应用更具针对性。影响传染病传播的传染源、传播途径、易感者三个环节，以及自然、社会两方面因素，是开展传染病突发事件公共卫生风险评估时思考、研判的重要依据。

第一节　传染病突发事件与公共卫生风险评估

一、传染病突发事件的相关概念

突发公共卫生事件包括重大急性传染病的暴发和流行、群体性不明原因疾病和新发疾病、预防接种群体性反应和群体性药物反应、重大食物中毒和职业中毒、重大环境污染事故、核事故和放射事故、生化恐怖袭击、菌毒种和放射源丢失、自然灾害导致的人员伤亡和疾病流行等。可以认为，传染病突发事件应包括重大急性传染病的暴发和流行、群体性不明原因传染病、新发传染病、与感染相关的预防接种群体性反应、生物恐怖袭击、菌种及毒种丢失、自然灾害导致的传染病流行等。

重大传染病疫情多指发生《中华人民共和国传染病防治法》中的已知法定传染病的重大暴发或流行。

群体性不明原因疾病是指在一定时间内，某个相对集中的区域内同时或者相继出现多个有共同临床症状的患者，又暂时不能明确诊断的疾病，其中有相当一部分为传染性疾病。例如，人感染H_7N_9禽流感疫情发生之初，人们对病原认识不清，只知道这是症状相似、地区集中（华东地区）的疾病，对其发病机制、诊断标准、流行途径等认识不清，而这正是群体性不明原因疾病的典型案例。

新发传染病是相对于以往人们所认知的旧传染病而言的，是指近二三十年来，在人类中的发生量已明显增多，或在不久的将来会增加对人类的威胁的、新发现的、重新肆虐的或药物抗性所致的传染病。新发传染病对人类健康的潜在威胁十分严重，由于认识不清楚，处理的难度及复杂程度大。进入21世纪以来，发生的影响较大的新发传染病疫情包括2003年严重急性呼吸综合征、2005年人感染猪链球菌病、2005年以来的人感染H_5N_1禽流感、2009年甲型H_1N_1流感大流行、2013年以来的人感染H_7N_9禽流感、2019年以来的新型冠状病毒肺炎疫情。

与感染相关的预防接种群体性反应多指疫苗所用病原体灭活不彻底，接种后导致的感染事件。此类事件发生初期可能被误诊为一般性发热反应，须经过一段时间的观察才可确认为感染。同时，群体性预防接种后还可能发生耦合反应或群体性癔症等，很多时候容易与疫苗本身引起的异常反应相混淆，并可能引发较大的社会反响。

生物恐怖袭击是以特定病原体为载体而进行的恐怖袭击活动。生物恐怖袭击发生后，受害人群常表现为突发、聚集发生的传染病症状，须与一般的传染病流行相区别。

自然灾害的即时危害以人员伤亡、设施破坏为主，但基础设施、公共卫生体系被破坏易导致以传染病流行为主的短期乃至中长期危害，需要根据自然灾害的特点及早进行评估及预防。自然灾害继发的常见传染病有居住拥挤导致的呼吸道传染病、饮食卫生条件受损导致的肠道传染病，以及自然环境改变导致的虫媒与自然疫源性传染病等。

二、传染病突发事件的特点

不同种类的突发公共卫生事件往往是相互交织和关联的，某类突发公共卫生事件可能和其他类别的事件同时发生，或引发次生、衍生事件。传染病突发事件具有季节性与区域性、周期性、复杂性、易于扩散等传染病特有的特点，同时也具有一般突发公共卫生事件的突发性、严重性、公共属性、预知困难等特点，并具有其特定内涵。

（一）季节性与区域性

病原体的生长繁殖或宿主、病媒昆虫的活动能力与数量消长明显受到温度、湿度等气候条件的影响，导致传染病及其突发事件的发生具有明显的季节性。虫媒传染病具有严格的季节性，以夏、秋季节为主；呼吸道、肠道传染病全年均可发生，但分别有冬春季、夏秋季的发病高峰。不同地区气候、地理环境不同，因此传染病分布也具有区域特点。不同地区重点传染病病种不尽相同，即使同一病种在不同地区也具有不同特点，如流感高峰在北方以冬季发病为主，在南方则以夏季发病为主。传染病突发事件的季节性、区域性也受到人类生产活动、风俗习惯及人群易感性变化等因素的影响，如北方牧区常见炭疽、布鲁氏菌病等病种。

（二）周期性

传染病的流行常常经过一个特定的时间间隔，呈现规律性变动。传染病处于高发期时，相应的传染病突发事件也会明显增多。传染病的周期性变化多见于呼吸道传染病，其原因包括人群易感性变化、病原体变异等。例如：感染流感后人体有效免疫力持续时间不长，经过2～3年同一型别的流感可能再次流行；流行性感冒病毒（以下简称"流感病毒"）变异频繁，经过10～15年可能出现一次较大规模的流感大流行。传染病的周期性并不是固定不变的，有可能因主动干预措施的推广而被打乱，掌握这一点有利于开展传染病突发事件的风险分析。

（三）复杂性

由于不同病原体的致病特点不同、入侵途径不同，其感染发病和导致突发事件受到宿主、环境等因素的影响也存在明显差异。同时，不同传染病的临床表现多样化、复杂化，常见表现为发热，皮疹，呼吸道、胃肠道、神经系统异常，等等；同一类传染病还可表现为急性、亚急性、慢性等特点。有的传染病具有成熟的诊断、治疗、预防手段，有的传染病则还没有特异性的诊断方法、治疗药物和可用的疫苗，这些因素导致传染病突发事件的发生和发展较其他类型的突发事件更加复杂。

（四）易于扩散

传染病与其他疾病的主要区别在于其传染性。病原体可自我复制、传播，导致传染病突发事件发生后可继续并快速地扩散、放大，如果不能及时采取有效的控制措施，一个小的聚集性疫情也可能发展为较大的，甚至大规模的流行。这也是人们对传染病突发事件的重视程度要远超其他突发事件的重要原因。

（五）突发性

传染病突发事件的突发性更多体现在急性传染病上，如诸如病毒具有高传染性、短潜伏期的特点，在集体环境中一旦发生，一周内可能导致数百人发病，又因为其具有典型症状（儿童以反复呕吐为主要表现，成人以腹泻为主要表现），进展迅速，所以其突发性极其明显。而一些慢性传染病，如肺结核，在住宿环境较差的寄宿学校、看守所等集体单位中容易发生，由于其潜伏期较长、初期症状不明显，因此事件的发展较为缓慢，难以被及时发现，一旦发现往往已经呈现聚集性特点，所以并不能否定其突发性。要想正确理解传染病突发事件的突发性，有必要掌握相关病种的常态流行基线水平，同时结合该病种的临床与流行特征进行理解。

（六）严重性

传染病突发事件的严重性，一方面体现为对公众健康、生命的危害，另一方面体现为对社会稳定、经济发展的影响。例如，2013年发生的人感染H_7N_9禽流感，其报告病死率超过30%，并导致禽类养殖产业上千亿元的经济损失。在采取关闭禽类市场的预防措施过程中，利益相关方和部分公众出现了不满情绪，这是难以避免的。传染病突发事件导致的群体性发病、死亡等危害，是病原体作用于受感染者的直接效应，可称为直接危害；而传染病突发事件发生后甚至事件终止后所产生的继发性危害，如公众焦虑情绪、社会安全与经济发展问题，则是该类事件的间接危害。在开展风险评估时，直接危害、间接危害的影响均不可忽视。

（七）公共属性

传染病突发事件的影响具有广泛性，传染病暴发、流行事件所危及的对象，多数是特定时间、环境下的特定人群。有时，由于控制措施不到位，传染病蔓延会波及其他非特定社会群体。由于传染病本身具有传播快、扩散广的特点，且其预防控制措施产生效果具有时间性、不确定性，特别是对于一些新发、不明原因疾病，早期常常缺乏足够的认知，难以及时采取有针对性的控制措施，故该类事件的社会影响也经常甚于其他种类的突发事件，事件持续时间较长，影响消除较为缓慢。

（八）预知困难

即使传染病的季节性规律明显，人们也无法准确预测其发生、发展轨迹。传染病突发事件的发生具有一定偶然性，很难准确预知何时、何地、以何形式出现何种传染病事件。对于多数突发事件而言，事件发生后短期内即可评估人员伤亡、社会经济损失。但传染病具有传播快、扩散广的特点，且现代社会交通运输体系的快速发展，给传染病的播散带来更多"便利"，故不管有无特异性的预防与控制措施，传染病类事件的发生、发展都很难准确预知其趋势，对于该类事件的预防、控制亦充满不确定性。

三、传染病突发事件公共卫生风险评估特点

鉴于传染病具有传播快、扩散广及可能导致急性、慢性健康损害等区别于其他公共卫生突发事件的特征，针对传染病突发事件的公共卫生风险评估需充分考虑疾病表现及其危害特征，有针对性地开展分析与评估。传染病突发事件公共卫生风险评估具有以下特点。

（一）考虑因素复杂性

从个体角度来看，传染病的传播必须具备传染源、传播途径、易感者三个环节，开展风险评估时应考虑传染源的发现与控制可行性、传播途径实现难易程度及控制效果、易感者暴露机会及保护措施等内容；从生态角度来看，传染病的流行必须具有病原体、宿主、环境三方面要素，开展风险评估时应考虑病原体的侵袭力、传染力及变异情况，宿主对病原体的抵抗力及包容性，病原体及宿主对环境的适应性。由于不同种类的传染病具有迥然不同的特征，因此针对不同种类传染病突发事件的考虑要素及分析要点亦不能千篇一律，尤其是对于寄生虫、虫媒及自然疫源性传染病，还需考虑中间宿主及媒介在传播过程中所起的作用。

（二）评估活动阶段性

由于传染病突发事件具有传播、扩散、危害效应放大的可能性，其公共卫生风险评估宜早不宜迟。同时，由于传染病突发事件发展的不同阶段危害特征不一，故需要在其发展过程中反复评估。根据不同时间风险评估的特点，可将公共卫生风险评估分为初始快速评估、阶段性评估、终末性评估。传染病事件发展不同阶段的疫情状况不一，决定了每一次风险评估虽然有一定的连续性，但仍然都是独立的专业活动。风险评估的结论具有不确定性，故每一次评估时都可以参考前期评估结果，但不可直接复制。

（三）评估目的多元化

在传染病突发事件发生前，可以日常监测资料为基础，开展日常风险评估，发现传染病暴发/流行的苗头；在传染病事件发展早期，应及时分析传染病传播的各个环节、流行的各个因素，研判传染病播散、危害效应扩大的可能性，发现风险控制措施要点，控制事件进一步发展；在传染病突发事件发展后期及事件结束后，需对传染病事件的慢性效应及长期危害进行评估，提出常态化的长期风险控制措施，同时有必要总结经验教训，提出预防类似事件发生的长期措施，并评估其实施可行性及预防效果。

（四）评估对象国际化

传统的传染病也经常导致暴发或流行，引发国际关注，如2013年以来东南亚地区的登革热疫情。现代社会国际交流频繁、交通便利，大大增加了传染病的跨国传播机会，因此传染病风险评估的对象绝不仅限于本地区或本国常见的传染病病种，着眼全球是开展传染病风险评估的基本要求。2015年韩国暴发中东呼吸综合征疫情，有一例患者在中国广东被发现，充分证明了传染病的风险评估必须放眼全球、未雨绸缪。

第二节　传染病突发事件风险评估的类型及方法

传染病突发事件是公共卫生突发事件中的主要类别，根据我国突发公共卫生事件管理信息系统报告，我国的突发公共卫生事件约80％为传染病事件，其中约80％发生在学校。人们从日常新闻报道中所获得的各类突发事件相关信息亦以传染病事件为主。根据传染病突发事件风险评估的病种、目的的不同，选用合适的风险评估类型与方法，可有效提高风险评估的效率及应用价值。

一、情报筛检

情报筛检是日常风险评估的重要手段，主要用于发现需要关注或应对的事件信息，为开展进一步的风险评估、提出干预措施提供线索。传染病事件可发生于任何人群并容易扩散，因此传染病情报筛检并不仅限于专业监测系统，更需要关注社会来源的信息。传染病情报筛检可利用的信息来源包括监测系统报告的传染病病例、突发公共卫生事件相关信息，上级部门反馈、其他部门通报的信息，医生报告的不明原因、聚集性疾病信息，群众举报、媒体报道、热线咨询的疾病或突发公共卫生事件相关信息，监测系统收集的环境因素信息，专业机构通报或媒体报道的动物传染病（人畜共患病），等等。

情报筛检信息来源庞杂，并非所有的信息都值得关注，因此需对筛检信息的可靠性和公共卫生意义进行甄别。可靠性较好的信息来源一般具有以下特点。

第一，事件报道来源于官方（如卫生行政部门通报、门诊记录等）。

第二，事件报道具备多个不同的信息来源（如当地居民、新闻媒体、医护人员、兽医等）。

第三，事件由专业人员（如医护人员、兽医等）报告。

第四，事件报告中详细描述了事件发生的时间、地点、人物（如某月某日参加某村庆祝活动，36人发病，其中1人死亡）。

第五，事件报告中有具体的临床症状表现（如7人聚集性发病，表现为非典型性肺炎症状，2人死亡）等。

在肯定信息来源可靠性的基础上，可通过对信息的系列特征进行判断，确定该事件信息的公共卫生意义。一般需要关注的信息特征包括疾病的潜在扩散能力，事件的健康影响（发病率、病死率、重症比例等）、社会影响（经济损失、政府形象等）、影响范围、表现方式（散发、暴发或流行）、控制措施及效果，等等。

二、阶段性趋势评估

传染病流行的规律性较强，传染病突发事件的发生往往有其独有的高发季节、地区与人群分布特点，因此定期开展传染病阶段性趋势评估十分必要。一般可开展月度、季度、半年、年度或特定时间段的趋势评估。与传染病专题风险评估相比，阶段性趋势评估的对象一般较为广泛，而专题风险评估的对象则多数明确为某一特定疾病；阶段性趋势评估的内容涉及传染病常规疫情及突发事件的发生发展趋势，而专题风险评估常常针对某一具体事件（暴发或流行）。对某一地区而言，可从宏观层面对本地常见的传染病进行分类，以某一类传染病（如呼吸道传染病）为单位，分别进行阶段性趋势评估，然后再针对发病率、病死率较高的重点病种单独进行阶段性趋势评估。

实施传染病阶段性趋势评估，除了收集评估病种的权威知识、信息及防控措施落实情况，还需对该病的发病数据进行流行病学分析，以提供直观证据。在某种程度上，传染病阶段性趋势评估与传染病疫情预测有相似之处，但两者的区别十分明显。传染病的公共卫生风险评估不仅需要考虑疫情发生发展的可能性，还需要考虑特定背景下疫情发展趋势可能造成的社会影响，评估结论通常与特定的疫情态势、人群脆弱性、应对资源与能力、社会背景等相关，具有专业、社会、政治等多种属性。在实践工作中，阶段性趋势评估亦可将传染病疫情预测结果作为研判传染病流行可能性的证据。

三、快速风险评估

经过情报筛检或通过日常监测分析发现有较重要的公共卫生意义的传染病事件时，必须开展专题风险评估，即针对特定的病种形成较为详细的专题评估报告，常常首先开展快速风险评估。

快速风险评估一般在传染病事件发生的早期，或在情报筛检确定其公共卫生意义后第一时间实施，利用有限的事件相关信息及权威的科学证据，由现有的专家团队采用简便易行的方法对事件发生的可能性及其后果进行快速研判。专家团队最好包括流行病学、传染病学临床医学、病原微生物学方面的专家，根据病种传播特点，有时需要纳入动物医学、生态学方面的专家。

专家会商是常见的快速评估手段，即由专家团队现场沟通、互动，利用集体的学识与经验，在短时间内达成共识，得出评估结论。如果现场专家人数不足，可使用风险评估流程图进行快速评估。风险评估流程图规范了风险评估的逻辑思路，有利于不同主体、不同时间开展风险评估的结论一致性及可靠性。一些专业机构的风险评估指南提供了普遍适用或适用于特定情况的风险评估流程图，可根据情况选用。如果现有风险评估流程图不适用，亦可组织专家设计更加适用的风险评估流程图。

四、深入风险评估

针对人群健康危害、社会经济影响较为严重的传染病事件，有必要开展深入风险评估，对未来一段时间内该疾病的发生发展风险及危害进行详细研判，为预防控制提供全面的决策依据。为了使评估结论更具说服力，一般采用结构化的评估方法，需要提前设计评估框架，并详细收集与疾病相关的各方面信息，丰富评估证据。可以设计合理的辅助工具，使风险评估的结果更加精确，如定量和定性相结合的方法。

德尔菲法较为耗时，必须进行较长时间的准备才能实施，一般日常评估、快速评估均不适用；但如针对某种传染病开展深入风险评估，在时间允许的情况下（如甲型H_1N_1流行期间）可使用该方法。开展针对某一病种的深入风险评估与策略研究时，德尔菲法往往能提供更加科学、全面的评估结果。

除了德尔菲法，亦可以风险评估理念与准则为基础，融合流程图法、风险矩阵、模型预测等手段，开展传染病流行风险的深入评估。在数据资料可提供足够支持的情况下，为了深入分析传染病暴发或流行的可能性，可将传染病预测数学模型作为辅助手段，将预测结果作为风险分析的证据。数学模型能够将传染病的主要特征通过假设、参数、变量和它们之间的联系清晰地表现出来，帮助发现传染病的传播机制，预测传染病的流行趋势，其分析结果能为风险评估提供强有力的理论支持。传统传染病预测方法主要有线性回归、时间序列、灰色系统理论等。近年来，随着非线性理论、人工智能技术的发展，出现了基于人工神经网络、隐马尔可夫、支持向量机和最小二乘支持向量机等模型的传染病预测模型。由于实际情况下的传染病流行受到多种因素的影响，各种因素之间的关系错综复杂，传染病模型预测的准确度与精确度值得推敲，故预测结果仅作为评估时的依据之一，仍需注意结合影响传染病发生发展的综合因素进行综合分析评估。

第三节　传染病事件公共卫生风险识别要点

一、关键问题的提出

确定风险评估主题与计划后，应首先由专家团队提出风险评估需要回答的关键问题，这有助于界定风险评估范围，确定所需要收集的支持信息，并明确需要优先开展的工作，包括文献综述、流行病学调查、加强监测、专家咨询等。

与传染病风险评估主题相关的关键问题一般包括以下内容。

第一，当前国内外或局部区域的形势如何。

第二，哪些人可能被传染。

第三，人群暴露于病原体的危险方式及感染的可能性。

第四，人群感染病原体后的表现形式及预后，包括潜伏期、症状谱、严重程度等。

第五，现有的诊断、治疗、预防、控制手段及其效果等。

关键问题的提出不一定追求其全面性，但应该首先确定需要立即应对的关键问题，次要的问题可留待以后解答。为了确保问题的提出具有充分的实际意义，可基于场景构建来考虑问题。例如："在现有情况下，导致某传染病暴发或流行的主要危险因素有哪些？""在落实现有预防控制措施后，传染病能在多大程度上得到预防或控制？""某传染病在不同地区流行的主要风险有哪些？"等。

二、资料收集与分析

要围绕风险评估的关键问题来开展风险识别。传染病的风险识别过程重在收集、整理与所评估传染病相关的风险要素，包括传染病事件概况、病原体特性、临床表现、流行特征、传播关键环节（传染源、传播途径、易感者）、影响因素（自然因素、社会因素等）、防控措施等内容。

（一）传染病事件概况及发生背景

传染病事件概况及发生背景包括：事件发生的时间、地点、人群概况；当地与该传染病暴发与流行相关的自然环境和社会经济文化等因素；可疑污染饮用水、食品的情况；事件发生前后该地区是否有特殊情形，如大型集会或活动、自然灾害；公众或媒体对事件的关注度；等等。

（二）传染病的相关特性

1.传染病的临床表现

传染病的临床表现包括临床症状、体征及临床检查特点等。

2.病原体的分类

病原体分为病毒、细菌、真菌、寄生虫、朊粒等。

3.储存宿主

储存宿主指作为传染源或在传播环节中起关键作用的宿主。

4.传播机制

描述病原体传播的机制，即明确病原体是经呼吸道传播、肠道传播、虫媒传播、性传播还是血液传播等。如果可能，量化描述其传播能力，如基本再生数R_0。

5.易感人群

识别哪些人群易感。对于疫苗可预防的传染病，需要识别目标人群的免疫接种水平。

6.潜伏期

潜伏期包括传染病的最长、最短潜伏期及平均（或中位数）潜伏期。

7.传染期

对于可以在人与人之间直接传播的传染病，需要识别传染期。

8.流行概况

流行概况指该传染病的三间分布特征，包括该病发生的重点季节、地区、人群和波及范围，资料来源包括既往相关文献及总结资料。

9.特性

传染病的发病率、病死率、重症率（住院率）等特性。

10.控制措施

针对健康人群的控制措施；针对患者、密切接触者和受污染环境的控制措施；疫情暴发或流行时的控制措施。

（三）本地区该传染病的流行概况

通过对事件发生地区及相关地区近年来的传染病监测数据进行分析，可以得知本地区该传染病的流行概况。但在很多情况下，暴发或流行的传染病不一定是法定传染病，比如病毒性脑膜炎。医疗机构对于一起传染病突发事件中相关病例的诊断亦不一定准确，简单的症状描述是常见的诊断信息，如病毒性脑膜炎病例可能更多地被诊断为"发热""头痛""呕吐"等。此种情况下，为了尽可能揭示疫情流行动态，可充分挖掘非传统监测数据源，如医疗机构HIS数据、学校缺课信息等，亦即"症状监测"数据源。随着社会信息化程度越来越高，更多的"症状监测"数据可以被挖掘利用。

（四）本地区对该传染病的应对能力

第一，本地区的检测能力。医院、疾控中心相关检测项目的开展情况及日常样本检测情况等。

第二，本地区的诊断、救治能力。能承担相关疾病救治任务的医院、胜任人员、收治病房等。

第三，本地区针对该传染病的预防、控制措施的落实情况，包括日常防控及应急处置措施等。

上述资料的收集方法：一是系统查阅文献，通过系统回顾目标传染病相关知识的历史文献资料，提炼最佳证据；二是分析现有监测数据，整理工作资料；三是进行访谈或专家咨询。

三、证据提炼与评价

由于收集人员不同、资料来源不同，风险评估支持信息纷繁复杂，需经过归纳、提炼，成为可直接利用的风险评估支持性证据。证据的提炼一般以前期提出的关键问题为基础，以表格的形式，针对每个关键问题列出其考虑因素、答案、答案依据、证据出处、证据质量、证据不确定性等内容。

例如，开展"某地羊肉及羊绒加工职业人群布鲁氏菌病感染"风险评估时，如提出关键问题"是否有特殊的高感染风险人群？"，则证据提炼产生以下信息。

考虑因素：直接职业风险（如畜类养殖、畜类产品加工）、间接风险（如购买畜肉、接受输血）、特殊风险人群（如孕妇、免疫力低下人群）等。

答案：是，即存在特殊的高感染风险人群，主要是畜类养殖、畜类产品加工人群。

答案依据：人群普遍易感；特殊职业人群在缺乏保护的情况下感染机会增加；感染具有隐匿性；等等。

证据出处：《传染病学》教材；科学文献。

证据质量：好。

证据不确定性：某些特殊职业暴露的致病效应缺乏论文报道支持等。

为了提高证据质量：一方面，必须充分依赖专家的力量，请专家对所列出的证据进行评价；另一方面，必须寻求不同来源的证据，如不同类型的证据、不同研究团体提供的证据等。如果证据质量值得推敲，则需在信息表中将所有不确定性记录在案，以供参考。

第四节　传染病事件公共卫生风险分析要点

一、事件发生的可能性

在传染病事件公共卫生风险评估过程中，所谓"事件发生"，应理解为传染病（及相关事件）导致人群健康损害与社会经济影响的事实，在不同背景下可有不同理解，包括新发传染病输入、传染病暴发、传染病流行或高发病率、传染病高病死率对人群健康有较大影响的状态等。事件发生可能性的证据，来自风险识别过程中对疾病各方面特性及流行状态、防控措施各方面的描述。

进行传染病事件发生可能性分析，需全面关注疾病的病原学、临床、流行病学特征，病原体、环境、宿主三个方面，以及传染源、传播途径、易感者三个环节，同时需关注相关机构、部门的应对能力，包括监测、调查、诊断、救治及协调管理等。主要考虑以下三点。

第一，传染病病原体的毒力及致病力决定疾病是否易于传播，感染后是否易导致重症后果。

第二，传染病的临床症状、潜伏期及潜伏期内的传染性决定疾病是否容易被发现，传染源是否容易得到控制。

第三，环境因素、媒介生态、人群易感性、人群行为与卫生习惯及人口密度等因素决定疾病是否易在人群中播散等。

对事件发生可能性的分析，不能单纯从理论知识出发，有时还需参考工作实践或实际情况，甚至参考一些经验性的认知，如关注本地是否具备发生某类传染病事件的条件及特定风险因素，是否曾经发生过此类事件，周边地区是否发生过此类事件并造成危害，等等。如有类似的事件可参考，则可与理论知识相印证，强化风险分析的证据。表3-1中"指标描述"栏的相关内容，可作为传染病风险发生可能性研判的通用参考。

传染病突发事件的可能性判断很难做到精确，且难以遵循统一标准。针对不同的传染病风险评估任务，可结合传染病流行背景、特定的人群及环境等信息进行个性化的设计。例如，2013年、2014年东南亚国家和地区登革热流行，2014年南京市在举行青年奥林匹克运动会（青奥会）时开展了登革热输入疫情风险评估。在充分考虑当时的疫情形势、疫区人群入境数量的现实基础上，可参考表3-1中"登革热输入风险"的可能性判断标准。

表3-1 传染病疫情发生可能性水平分级定义

发生可能性	水平	指标描述	举例：境外登革热输入风险（可能性）
肯定发生	5	事件在一般情况下会发生；每年都有发生；周边地区疫情暴发或流行；危险因素严重增加；专家经验判断；等等	境外疫情严重，入境人员增多，常规状态下病例输入常见
很可能发生	4	事件在大多数情况下可能发生；10年内已多次发生，最近5年内曾发生过；国际和本地区均有发生；周边疫情严重；危险因素增加；专家经验判断；等等	境外疫情严重，入境人员增多，无病例输入

发生可能性	水平	指标描述	举例：境外登革热输入风险（可能性）
可能发生	3	该事件在一些情况下可能会发生；每10年发生一次；或10年内发生超过一次；历史上曾经发生；周边有暴发疫情；危险因素存在；专家经验判断；等等	境外疫情严重，入境人员数量正常；境外疫情一般流行，入境人员增多
不太可能发生	2	该事件在很少情况下会发生；10年内不太可能发生；危险因素低；专家经验判断；等等	境外疫情一般流行，入境人员少
不可能发生	1	该事件在极少情况下有可能发生；从来没有发生过，或者根据合理掌握的知识认为不太可能发生；危险因素极低或不存在；等等	境外疫情散发，入境人员少

二、事件发生的严重性

对于事件发生的严重性的分析需关注人群健康危害、社会影响两方面。传染病对人群健康造成的危害，可以以发病率、病死率、住院率、慢性化或后遗症率，以及病程长短、症状轻重等指标来衡量。传染病造成的社会影响，可包含社会稳定性、经济发展影响两方面。其中，社会稳定性可表现为对社会生活、生产秩序的破坏及政府公信力的降低等，经济发展影响可表现为诊疗成本（直接成本与间接成本）上升、社会生产受损导致经济损失等。

对于传染病事件的潜在影响，可参照以下要素进行评估。

第一，疾病播散的地理范围、涉及人数。

第二，造成病例数和（或）死亡数、失能数。相关统计指标：发病率、续发率、病死率、致残率等。

第三，事件不寻常或出乎意料。例如：传染病由未知因素引起，或其来源、传播途径、控制措施不明确；既往预防、控制措施效果不佳或无效；事件的发展比预期严重（包括致病率或病死率），或症状罕见；事件发生的地区、季节或人群异常；引起事件的疾病或因素已在我国消灭、根除，或以前从未报告、发生。

第四，存在跨地区广泛传播的风险。例如：有证据表明该事件与其他地区的类似事件存在流行病学联系；事件发生在大型集会地区，有可能引起跨地区传播；指示病例在多个地区有旅行史；由环境污染等引起的事件，可能跨地区蔓延。

第五，有可能产生重大的公共卫生影响。例如：传染性高、病死率高；没有有效防控措施；事件发生于特殊人群，如儿童、老人、免疫力低下者、营养不良者等中；事件发生于特殊时期，如重大活动、重大自然灾害、事故灾难等；事件发生在人口稠密地区；病原体可能大范围播散，如市场化销售食品和饮用水被污染。

第六，有可能产生较大的社会影响。例如：事件已经或可能引起政府有关部门的关注；事件已经或可能引起公众的关注；事件已经或可能引起媒体的关注。相关统计指标：疾病负担、各种关注度。

为了分析传染病风险的严重性，可预先考虑研判因素，列出判断标准。表3-2可作为传染病事件危害严重性研判的参考。

表3-2　传染病事件危害严重性水平分级定义

危害严重性	水平	指标描述	举例：境外登革热输入并传播风险（严重性）
严重	5	症状严重，病死率高；出现暴发或流行；控制措施效果不佳，原因不明；造成巨大经济损失和严重社会影响；引起全球关注；等等	医疗机构水平低，无处理经验；无有效监测系统；控制措施效果差；社会影响大
较大	4	重症比例较高，病死率较高；出现暴发，呈续发趋势；造成一定经济损失和较大社会影响；具有政治或国际敏感性；等等	医疗机构处理经验少；监测发现效果一般；控制效果未知；社会影响大
中等	3	重症病例较常见，病死率一般；出现暴发并持续一段时间；公众较关注；经济损失和社会影响增加；造成一定的国际影响；等等	医疗机构水平较高，处理经验一般；监测系统有效；控制措施落实；社会影响较大
不显著	2	偶有重症病例，病死率低；小范围事件，疾病传播途径局限；控制能力强；一般不会造成经济损失；公众关注度低，社会影响小；等等	医疗机构水平高且经验丰富，或经验一般但近期接受过培训；监测系统完善；控制措施有效；社会影响中等
较小	1	症状较轻，患者很少死亡；事件波及面局限；控制能力较强；经济损失较小；社会影响小；等等	医疗机构水平高，处理经验丰富，近期接受过专门培训；监测系统完善；控制措施有效；社会影响小

人群健康危害、社会经济影响同属严重性范畴，但两方面的评价不一定表现为同等的严重程度；同属健康危害范畴的发病率与病死率，属社会经济影响的社会恐慌与经济损失等，其严重程度不一定相似，以致造成判断困难。因此，为了客观评估事件的严重性，可从多个维度来进行分析，得出综合的严重性印象。为了实现这一目的，可充分利用各种合理的风险评估工具，如风险评估流程图、风险矩阵与风险矩阵组合等。

对传染病突发事件的严重性进行判断，有时难免带有经验性，综合多名专家的意见较为合理。另外，针对不同的传染病风险评估任务，可结合传染病流行状况、特定的社会背景等信息，为开展风险评估而进行个性化的设计。例如，开展"境外登革热输入并传播风险（严重性）判断"，其严重性主要在于输入病例的健康损害、导致本地疫情播散等方面，可参考表3-2中"境外登革热输入并传播风险（严重性）"的判断标准。

三、风险承受与控制能力

对于风险承受与控制能力，可参照以下要素进行评估。

（一）风险承受能力

个人、组织和政府的客观风险承受能力，在分析传染病突发事件的可能性或其后果的严重性时都已经考虑到了，这里还需要侧重考虑个人、组织和政府在认知及心理层面对传染病事件风险的承受能力。

（二）风险控制能力

针对传染病突发事件的风险控制能力包括：是否有处理类似事件或风险的经验；是否有诊断、治疗手段，收治能力；是否具备有效防控手段；是否有完善的应对组织与机制；是否有足够的可利用资源，如人力资源、预防性药物和疫苗；等等。

风险承受与控制能力高，则相应的风险低，反之亦成立。在多数情况下，风险承受与控制能力相关指标与疾病发生可能性、严重性指标相互交叉、相互影响，因此风险承受与控制能力很少独立分析，而是与可能性、严重性结合起来综合分析。

第五节 传染病突发事件公共卫生风险评价要点

风险分析主要依赖对某种疾病理论知识与实践经验的认知，风险评价则更多依赖严密的逻辑，将风险分析的要素、得出的结果有机组合，平衡风险分析不同侧面结果的差异，最终得出一个能够反映评估目标事件/疾病风险的总体印象。

风险评价结果的客观性与准确性，主要体现为设计风险评价工具（风险矩阵、风险评估流程图等）时纳入风险要素的全面性和代表性，要尽可能考虑必备的风险要素，而且能抓住重点，必要时舍弃一些非特征性要素。

风险评价结果的可重复性，主要依赖构成要素理解的准确性与逻辑的严密性，其中每一个风险要素都必须明确定义，不同的评估者应有相似的理解而不产生歧义。风险要素的有机组合或流程，必须符合专业的理解，具有严密的逻辑性。

利用风险矩阵从可能性与严重性两个维度开展评估，形式简单易行。利用风险评估流程图进行传染病风险快速评价，需考虑传染病传播环节（传染源、传播途径、易感者）、疾病后果（诊断难度、重症比例、治疗效果）、控制效果等多种因素。

如果考虑因素太多，则难以在一张风险评估流程图中展示所有因素之间的逻辑关系，导致评估结论受到质疑。

利用风险评估流程图开展传染病风险评价时，为了尽可能全面地考虑相关因素，可以将评估要素进行分类，将较少的要素分类纳入风险评估流程图中进行风险评估。每一类要素若涉及多种因素，则可以同样的思路对其进行预先研判，通过一系列简单的风险评估流程图达到最终的评价目的。

应用风险评估流程图进行风险评价时，有时对于某一要素的判断并不能简单地归为"是"或"否"，因为还存在"未知"状态。在这种情况下进行风险分析时可考虑将"未知"状态与"是"或"否"相结合——一般为了避免风险评估结果出现疏漏，倾向于将"未知"指向"风险"一侧。例如，利用风险评估流程图开展人感染H_7N_9禽流感的快速风险评估，针对风险问题"人群是否普遍易感"的理解可能存在分歧。有人认为人群普遍缺乏免疫力，倾向于"易感"；有人则认为该病毒并非真正的人类病毒，从而倾向于"不易感"。针对这种情况，建议选择相对宽容的答案——"易感"，宁愿强化风险判断，也不忽视可能存在的风险。

第四章

突发急性传染病应急检测

应急检测是指为满足处置突发急性传染病疫情需要而即时开展的实验室检测，其有别于实验室常规检测，具有特殊性。在突发疫情处置初始阶段，病因往往不明确，参与处置的部门和实验室可能有很多个，需要检测的项目较多，样本资源不能满足所有检测的需求，需要优化检测策略，统筹安排。在疫情处置过程中，实验室可能会采用新的检测方法，需要进行方法验证，强化检测质量控制。应急检测时效性强，检测效率要求高，需要储备适合的技术及试剂材料。引起重大疫情的病原体致病性较强，需要执行严格、科学的实验室安全管理制度，确保生物安全。

第一节　应急检测实验室基本要求

承担应急检测任务的实验室需要具备与其职责相匹配的检测技术储备、试剂材料储备、必要的检测设备和关键设施及具备检测能力的人员，保证检测工作能够随时开展。

一、检测技术储备

检测技术储备应满足疫情处置与防控工作对实验室的需求。这些需求主要包括以下几点。

病原学诊断：相关的检测技术有细菌、病毒等病原体分离与鉴定，核酸特异性扩增，抗原抗体血清学检测，等等。

探究传染源、传播途径：宿主动物的追溯和媒介生物的查找，需要对动物、媒介、环境等样本进行病原分离鉴定、核酸特异性扩增、病原微生物分子分型等。

调查易感人群：主要通过人群血清学检测技术揭示感染的分布状况。

技术储备还应满足对应急检测效率的要求，需要发展适合现场应用的快速检测技术（免疫层析方法、各种核酸等温扩增方法等）和高通量检测技术（各种多重扩增技术、生物芯片技术等）。

所有检测方法都应经过验证并建立这些方法的标准操作规程。

应急检测实验室涉及的常用技术主要有以下五种。

（一）病原分离鉴定技术

1.细菌分离培养技术

细菌分离培养技术是用人工方法提供细菌生长所需的各种条件，将其从微生物混合物中培养出来的方法。通过细菌分离培养还可确定病原菌、条件致病菌及其毒力和对治疗药物的敏感性等。根据细菌对氧气的不同需求，可以将细菌培养分为三种，即需氧培养法、CO_2培养法、厌氧培养法。细菌鉴定涉及染色镜检、生化鉴定法、血清学分型鉴定、细菌内毒素测定、核酸扩增法等。

实验室需储备细菌分离培养所需的各种培养基及鉴定试剂、血清等。

2.病毒分离培养鉴定

病毒分离培养通常采用细胞培养技术、鸡胚培养技术、动物接种及病毒鉴定。

（1）细胞培养技术：由于不同细胞对病毒的敏感性存在差异，在进行病毒分离培养时应选择合适的细胞系，以保证病毒的检出率。实验室应建立用于病毒分离培养的细胞库。常见人类病毒的敏感细胞见表4-1。

表4-1　常见人类病毒的敏感细胞

病毒	敏感细胞系
流感病毒	MDCK、MRC-5、PMK细胞
副流感病毒	原代人胚肾、PMK细胞最为敏感；NCI-H292细胞亦可用于分离；其他如Vero、Hep-2、HeLa、LLC-MK2亦可采用，但不推荐用于临床样本的病毒分离
冠状病毒	Vero-E6、MDCK、RD、人胚肾细胞、人胚肺细胞
麻疹病毒	Vero-SLAM、WI-38、B95a细胞
风疹病毒	PMK、Vero-SLAM、Vero、BHK-21细胞
腮腺炎病毒	HeLa、Vero-SLAM、Vero-E6、Vero细胞
呼吸道合胞病毒	HeLa、Hep-2、PMK、A549细胞
腺病毒	HEK、Hep-2、A549、Vero、HeLa细胞
肠道病毒	Hep-2、RD、Vero细胞
汉坦病毒	Vero、Vero-E6细胞
发热伴血小板减少综合征病毒	Vero、Vero-E6、BHK-21、LLC-MK2细胞
单纯疱疹病毒	MRC-5和RD细胞最为敏感，Hep-2和Vero细胞的敏感性稍差
水痘-带状疱疹病毒	人二倍体细胞系和人原代培养细胞（人胚肾HFDK、人胚肺HFDL）分离病毒最为敏感
巨细胞病毒	MRC-5、WI-38细胞
乙型脑炎病毒	C6/36、Vero、BHK21细胞
寨卡病毒	C6/36、Vero、BHK21细胞
登革病毒	C6/36、HeLa细胞

注：MDCK，狗肾细胞；MRC-5，人胚肺二倍体成纤维细胞；PMK，原代猴肾细胞；NCI-H292，黏膜表皮样瘤细胞；Vero，非洲绿猴肾传代细胞；Hep-2，人喉表皮样癌细胞；HeLa，人宫颈癌细胞；LLC-MK2，恒河猴肾细胞；RD，人横纹肌肉瘤细胞；WI-38，人胚肺二倍体细胞；Vero-SLAM，能够表达麻疹病毒特异性受体SLAM的Vero细胞；BHK-21，金黄色地鼠肾细胞；A549，人非小细胞肺癌细胞；C6/36，白蚊伊蚊细胞；HEK，人胚肾细胞；B95a，EBV转染的猴淋巴细胞。

（2）鸡胚培养技术：一些具有血凝特性的呼吸道病毒，如流感病毒、副流感病毒、腮腺炎病毒等可采用此法分离培养。根据病毒种类、试验目的、样本来源的不同，选择不同的途径接种鸡胚。例如：接种鸡胚羊膜腔和尿囊腔，分离流感病毒和腮腺炎病毒，测定血凝素；接种绒毛尿囊膜分离疱疹病毒，观察病变斑点；接种卵黄囊分离乙型脑炎病毒，观察鸡胚死亡情况。

（3）动物接种：动物接种分离病毒已经很少采用，但对某些病毒，特别是目前还不能采用细胞培养方法分离的病毒，以及未知的、新的病毒性疾病的病原体，动物接种仍有着其他方法不可取代的作用。

根据实验的种类和目的选择动物的品系，根据所接种的病毒选择大小合适、健康的敏感动物。常见病毒的实验动物种类见表4-2。

表4-2　常见病毒的实验动物种类

病毒种类	小鼠	地鼠	大鼠	豚鼠	兔	羊	狗	猴	猩/猿	禽类
乙型脑炎病毒	+							+		
登革病毒	+							+		
森林脑炎病毒	+					+		+		
汉坦病毒	+									
克里木-刚果出血热病毒	+									
流感病毒	+							+		+ （a）
麻疹病毒			+	+				+		
腮腺炎病毒								+		
呼吸道合胞病毒	+ （a）							+		
风疹病毒	+							+		

续表

病毒种类	小鼠	地鼠	大鼠	豚鼠	兔	羊	狗	猴	猩/猿	禽类
单纯疱疹病毒	+			+	+					
水痘-带状疱疹病毒					+			+		
人巨细胞病毒	+(a)			+(a)					+	
脊髓灰质炎病毒	+	+						+		
柯萨奇病毒	+									
轮状病毒	+(a)				+(a)			+		
狂犬病毒	+	+	+				+	+		+
甲型肝炎病毒	+	+	+	+				+	+	
乙型肝炎病毒	+(b)									+(a)
丙型肝炎病毒	+(b)							+	+	
人类免疫缺陷病毒	+(b)							+(a)	+	
人T细胞白血病病毒	+(b)		+(b)		+				+	
人类乳头瘤病毒	+				+		+(a)			

续表

病毒种类	小鼠	地鼠	大鼠	豚鼠	兔	羊	狗	猴	猩/猿	禽类
朊粒	+（b）					+（a）			+	

注：（a）动物病毒感染模型；（b）转基因动物模型；"+"表示敏感。本表引用自齐小秋主编的《病原生物学检验》一书。

（4）病毒鉴定：经细胞培养、鸡胚培养、动物接种分离得到能稳定传代的病原，即可认为已分离出病毒，必须进行进一步鉴定。

病毒鉴定包括初步鉴定和最终鉴定。初步鉴定是指通过观察细胞病变、红血球吸附试验和血凝试验等做出初步判断。最终鉴定是在初步鉴定的基础上，通过免疫学方法（主要是血清学试验）、基因鉴定等分子生物学方法进行的最后的鉴定。

（二）免疫学检验技术

1.凝集试验

将颗粒性抗原，如细菌、血细胞、乳胶等与相应抗体特异性结合后，在适量电解质的作用下，经过一定时间出现肉眼可见的凝集现象，称为凝集试验。根据反应结束后是否出现凝集现象来判断样本中是否有相应的抗原或抗体存在。凝集试验包括直接凝集试验和间接凝集试验（也称被动凝集试验）。根据间接凝集试验中载体颗粒所连接的是抗原还是抗体，以及凝集反应的方式，又可以将间接凝集试验分为正向间接凝集试验、反向间接凝集试验、间接凝集抑制试验。

2.酶免疫学技术

酶免疫学技术利用酶标记抗原或抗体，并将其作为主要试剂，检测样本中相应的抗体或抗原，其特点是既具有抗原抗体反应的特异性，又具有酶促催化反应的高敏感性。在酶免疫学技术中，酶联免疫吸附试验（enzyme-linked immunoadsordent assay, ELISA）发展最快，应用最广泛。

ELISA既可用于测定抗原，也可用于测定抗体。根据试剂的来源和样本的性状，以及检测的具体条件，ELISA又分为多种类型，最常用的有双抗体夹心法、间接法、竞争法、捕获法、双抗原夹心法等。

3.免疫层析技术

免疫层析技术是应用广泛的抗原抗体检测技术，其中胶体金法是现场快速检测最常用的方法。近年来，采用上转换发光免疫层析技术在应急检测中也有应用。

4.其他免疫检测技术

近年来，化学发光、时间分辨荧光等免疫检测技术也在不断发展，如江苏省疾病预防控制中心研发的Ⅱ型志贺毒素时间分辨荧光免疫检测技术，以稀土离子为示踪材料，基于双抗体夹心法，在抗原、抗体特异性结合的前提下，综合应用了镧系离子螯合物的荧光衰变时间长、激发光与发射光之间的斯托克斯位移（Stokes shift）大等荧光特性进行信号放大，通过时间延迟和波长分辨进行信号采集，排除了非特异性荧光的干扰，达到对血清中的抗原进行定量检测的目的。与传统的免疫标记技术相比，该方法灵敏度高、特异性好、测量范围宽、操作简单，便于临床使用。

（三）核酸扩增技术

1.聚合酶链反应（polymerase chain reaction, PCR）及其相关技术

PCR技术是一种核酸体外特异性扩增技术，具有敏感、快速和简单等优点，是目前传染病实验室应急检测中应用最多的技术。

PCR技术自问世以来，派生出许多适用于不同目的的改良方法和技术，如模板为RNA的反转录PCR（RT-PCR）、能同时检测不同目的基因的多重PCR（multiplex PCR）、能提高扩增反应的敏感性和特异性的巢式PCR（nested PCR）、能对待测模板定量的实时荧光定量PCR，以及新一代数字PCR（digital PCR）。

实时荧光定量PCR是在PCR反应体系中加入荧光基团，使PCR产物与荧光相关，利用荧光信号积累，实时监测整个PCR进程，最后通过标准曲线对模板进行定量分析的技术。该技术不仅实现了PCR从定性到定量的飞跃，而且使整个PCR过程实现了自动化，且耗时短、操作方便、不易污染，在微生物检验领域已被广泛应用。

新一代数字PCR技术是基于单分子PCR技术来进行计数的核酸定量技术。该技术采用微流控或微滴化方法，将大量稀释后的核酸溶液分散至芯片的微反应

器或微滴中，每个反应器的核酸模板数少于或者等于1个。这样经过PCR循环之后，有一个核酸分子模板的反应器就会给出荧光信号，没有模板的反应器就没有荧光信号。根据相对比例和反应器的体积，就可以推算出原始溶液的核酸浓度。

2.核酸等温扩增技术

近年来，基于等温扩增的分子检测方法由于具有快速、灵敏且不需要温度循环仪器的特点，在现场快速检测中发挥出越来越重要的作用。

等温扩增技术有很多种，近年发展得比较快的有环介导等温扩增检测（loop mediated isothermal amplification, LAMP）技术，以及在此基础上发展的多重LAMP技术、序列非依赖等温扩增、重组酶介导等温扩增（RT-RAA）等。

LAMP技术是一种公认的比较适合现场使用的核酸等温扩增检测技术，然而由于LAMP扩增产物大小多样、结构复杂，限制了多重LAMP技术的发展和应用，所以不能实现高通量检测。江苏省疾病预防控制中心将LAMP检测技术与核酸级联侵入反应及纳米金显色技术相结合，研发了两套流感、禽流感病毒的多重LAMP检测技术，获得成功。第一套为季节性流感H_1N_1、H_3N_2和乙型流感FluB多重检测方案，第二套为2009甲型H_1N_1流感、H_5N_1禽流感和H_7N_9禽流感多重检测方案。两套方案病原的检测灵敏度均为10～100拷贝/反应。

序列非依赖等温扩增技术主要用于微量RNA的线性扩增放大，产物主要为RNA和DNA，后续产物可用于PCR检测、芯片检测、高通量测序，适用于病原的筛查检测。

重组酶介导等温扩增方法利用重组酶，在恒定温度下使引物和模板DNA发生链置换反应，并在30分钟的时间内大量扩增模板DNA。该技术具有反应快速、特异性好、灵敏度高等特点，其引物设计较为简单，反应时间短。

（四）生物芯片技术

生物芯片技术是将生物大分子，如寡核苷酸、cDNA、基因组DNA、肽、抗原及抗体等固定在诸如硅片、玻璃片、塑料片、凝胶和尼龙膜等固相介质上形成生物分子点阵，当待测样品中的生物分子与生物芯片的探针分子发生杂交或相互作用后，利用激光共聚焦显微扫描仪对杂交信号进行检测和分析。根据生物芯片上探针的分子种类，可将之分为DNA芯片（基因芯片）和蛋白质芯片。微生物检测基因芯片是指用来检测样品中是否含有微生物目的核酸片段的芯片。基于高通量、微型化和平行分析的特点，微生物检测基因芯片在微生物病原体检测、种类鉴定、功能基因检测、基因分型、突变检测、基因组监测等研究领域中发挥着越来越重要的作用。

（五）微生物溯源技术

随着分子生物学技术的发展，利用一系列细菌基因组DNA多态性分型方法，如限制性核酸内切酶酶切、PCR、核酸杂交及电泳等技术，得到反映基因组DNA差异的指纹图谱，在菌株鉴定、分型、同源性追踪，以及传染病病原溯源及流行病学调查等方面发挥着越来越重要的作用。

常用的细菌DNA指纹图谱分析技术主要有脉冲场凝胶电泳（PFGE）、限制性片段长度多态性（RFLP）、扩增片段长度多态性（AFLP）、随机扩增多态性DNA（RAPD）、细菌基因组重复序列PCR技术（rep-PCR）、核糖体分型（ribotyping）等。此外，还有基于全基因组测序（WGS）的单核苷酸多态性分型（wgSNP）和全基因组多位点序列分型（wgMLST）等。

PFGE因其重复性好、分辨力强而被誉为细菌分子分型的"金标准"，被广泛应用于细菌性传染病暴发调查和流行病学分析。WGS的两种方法（wgSNP和wgMLST）是基于全基因组的水平对基因序列多态性进行分型的，理论上比传统分子分型方法具有更高的分辨力。同时，由于分型对象是序列信息，具有很好的分型力、重复性和实验室间可比性，便于建立分析网站和公共数据库，容易实现标准化和网络化应用。

二、试剂材料储备

（一）采样器材

临床样本通常采集血液、鼻咽分泌物、痰、粪便、疱疹液、脑脊液、活检组织或尸检组织等。由于传染病患者的临床样本中存在活的病原微生物，有时致病原及传播途径尚未知晓，因此应严格按照实验室生物安全操作规范进行样本的采集。应配备与采集病原微生物样本所需生物安全防护水平相应的装备，包括个人防护用品（隔离衣、隔离帽、口罩、鞋套、手套、防护眼镜等）、防护器材和防护设施等。常用采样器材见表4-3。

表4-3 常用采样器材

采样种类	采样器材
呼吸道样本 （鼻拭子、咽拭子、含漱液或痰液）	采样拭子、压舌板、含漱液及痰液的收集器材等
血液样本	碘附、压脉带、无菌棉签、棉球、真空采血针与持针器（或注射器）等，根据检验项目备齐各种采血管
粪便、肛拭子	采便管（灭菌容器）、采样拭子，需要粪便增菌的还需要准备粪便增菌液、保存液、培养基等
尿液	灭菌容器
皮肤样品（皮疹、疱疹、丘疹等）	无菌棉签或拭子、玻璃涂片、灭菌容器等
脑脊液	无菌穿刺针、无菌试管或采样管
活检组织或尸检组织	无菌解剖刀、无菌镊子、无菌活检针、装有相应培养基的无菌容器
环境样本（土壤、饮用水、地表水、空气、食品、涂抹样等）和媒介生物样本	无菌采样器材、增菌培养基和无菌容器

注：用于核酸检测的拭子不能使用棉拭子和木质拭子，应使用灭菌人造纤维拭子和塑料棒。

（二）送样相关试剂与耗材

根据不同样本、不同病原的检测需求，实验室应准备必需的运送培养基、保温容器、冰袋、干冰等试剂和材料。运输包装材料要符合世界卫生组织（WHO）对传染性物质和诊断性样本的安全运送指南要求。

（三）检测相关试剂

根据所承担的应急检测任务分类储备应急试剂。例如：细菌学检测相关试剂包括基础培养基、选择培养基、凝集血清、诊断血清、生化条；病毒检测相关试剂包括适于不同病毒分离培养的细胞株、细胞用培养液；血清学检测试剂包括各种抗原抗体的 ELISA 检测试剂盒、胶体金快速检测试纸条等；分子生物学相关试剂包括各种核酸提取试剂，荧光定量 PCR 检测试剂，普通 PCR 检测试剂，各种病原体检测引物、探针，测序试剂，细菌或病毒检测过程中可能使用的相关化学试剂。

在储备应急检测试剂的同时，应做好应急检测所需的耗材储备，并且做好应急试剂耗材的进出库管理，遵循先进先出、发陈储新的原则，在试剂耗材失效前更换补充。

（四）生物安全应急储备

生物安全实验室应储备下列物资以备应急使用：急救箱、消毒设备（消毒喷雾器和各种气雾消毒发生器）、担架、各种工具（如逃生锤）、各种标识（如生物危险标识、警告标示）等。

三、设备设施要求

（一）应急检测常用设备

分子检测相关设备：荧光定量PCR仪、普通PCR仪、核酸提取仪、电泳仪、测序仪等。

病原鉴定设备：微生物鉴定及药敏分析系统、生物侦检系统、快速病原体分子诊断检测系统、食品安全事故现场快速检测箱等。

免疫学检测设备：酶联免疫分析仪、化学发光检测仪、上转换发光检测仪、荧光检测仪、时间分辨荧光检测仪等。

（二）重要实验设施

1.分子扩增实验室

分子扩增实验室最需要注意的问题是核酸污染（最常见的是扩增产物污染、模板通过容器和加样器污染），合理分隔实验室是防止污染发生的主要措施。实验室原则上分为四个分隔开的工作区域：试剂贮存和准备区、样本制备区、扩增区、产物分析区。

2.生物安全实验室

生物安全实验室根据实验室操作技术、安全设备和实验设施组合的不同而分为四级生物安全水平。生物安全实验室应符合《实验室　生物安全通用要求》（GB 19489—2008）的相关规定。

四、人员要求

突发急性传染病实验室应急检测人员应身体健康，定期参加健康体检。必须经过规范的生物安全培训和检测相关专业技能培训，掌握生物安全防护知识和实际操作技能、实验室技术规范与操作规程，经考核合格后上岗。

第二节　实验室检测策略

当疫情发生后，实验室相关人员与现场调查人员应保持沟通，基于现场调查结果，提出采集样本类型、储存和检测的方法等，同时制定相应的检测策略，及时开展对送检样本的病原学检测与鉴定等工作。

一、采样策略

不同类型的突发急性传染病疫情有各自的特点，决定了其采样类型、采样时间点等也有所不同。

（一）样本采集类型

不同疫情样本采集类型见表4-4。

表4-4　不同疫情样本采集类型

疫情类型	疫情特点	样本类型
常见传染病	疫情发生后，经过对疾病临床特征的判断，或结合流行病学调查分析，或通过常规的实验室检测，即可明确传染病的病原体	临床样本（血液、体液、分泌物） 外环境样本 动物样本 媒介生物样本
食源性暴发	摄食有毒有害物质等致病因子造成的疾病，包括常见的食物中毒、肠道传染病、人畜共患传染病、寄生虫病及化学性有毒有害物质所引起的食源性疾病	临床样本（血液、粪便、呕吐物） 可疑食物 外环境样本 动物样本 媒介生物样本

续表

疫情类型	疫情特点	样本类型
水源性暴发	通常有两人以上因摄入相同饮用水或因暴露于相同水体中继而发生同种疾病	临床样本（血液、粪便、呕吐物） 可疑水样 外环境样本
不明原因疾病	不能诊断或解释病因，有重症病例或死亡病例发生的疾病。这类疾病可能是由传染病（包括新发、再发传染病）、中毒或其他未知因素引起的疾病	临床样本（血液、体液、分泌物） 可疑食物 外环境样本 动物样本 媒介生物样本
输入性传染病	在本国（地区）不存在或已经消除的疾病，由国外（地区外）输入	临床样本（血液、体液、分泌物） 可疑物品
生物恐怖事件	能够造成生物恐怖的生物战剂，分传染性（各种病原微生物）和非传染性（生物毒素）两类	临床样本（血液、体液、分泌物） 可疑物品
自然灾害后的传染病	突发性自然灾害发生后，肠道传染病、虫媒传染病、呼吸道传染病的发生率大大增加	临床样本（血液、体液、分泌物） 可疑食物 外环境样本 动物样本 媒介生物样本

（二）样本采集的注意事项

第一，从事样本采集的技术人员必须经过生物安全培训，并且具备相应的采样技能。

第二，在样本采集的过程中，采样人员应评估采集对象可能存在的生物风险，并做好相应的个人防护，注意避免过度防护。

第三，在发病早期和抗生素/抗病毒药物使用前采集样本。

第四，根据实验室检测工作的需要，结合病程再次采样。

第五，根据患者的临床症状及病程的不同阶段采集不同样本进行检测，对于重点病例，一次采样尽可能采集多种类型的样本。

第六，对于血液、脑脊液、胸腔积液、腹水、组织活检、尸检等样本的采集，应严格无菌操作，注意避免不同样本间的交叉污染。

第七，进行样本采集时应指定专人对样本进行登记、收集、管理，并填写样本送检单。

第八，使用最可靠的标记方法，用油性记号笔在样本容器表面、盖上同时标记，清晰标识姓名、编号、样本类型及采集日期，并与记录表格一一对应，有条件的可以采用条形码标签。

第九，样本管用封口膜密封并用清洁塑料袋包裹。

二、检测策略

综合疾病临床表现、流行病学特点，形成病因假设，对可能的病原做出预判，优先考虑对最有可能的一种或几种病原进行实验室验证。尽可能选择敏感性和特异性好、简单、快速、易于观察结果的方法。检测流程要统筹优化，提高效率。

（一）病因线索指向明确的疫情样本的检测

对病因线索指向明确的疫情样本，多采用传统的传染病快速识别与诊断方法进行检测。检测策略主要包括以下四点。

1.病原体直接检测

人感染猪链球菌病，对患者的血液或脑脊液推片染色直接镜检，阳性样本可见中性粒细胞内吞噬颗粒，细胞外偶尔可见革兰氏阳性球菌；麻疹患者咽拭子涂片镜检，发现多核巨细胞有助于早期诊断；鼠疫、霍乱病例样本可以采用胶体金试纸条现场快速检测。

2.核酸检测

用分子生物学方法快速检测病原体特异性基因，如肠出血性大肠杆菌O157：H7特异性基因及毒力基因、肠道病毒EV71或CA16型特异性基因、猪链球菌种特异性基因16SrDNA、猪链球菌2型和1/2型特异性荚膜多糖基因（cps2j）、毒力因子溶菌酶释放蛋白基因（MRP）和细胞外蛋白因子（EF）基因等，可以对病原体进行快速筛查和确认。

3.免疫学检测

用免疫学方法检测样本病原体的抗原或抗体，如ELISA法检测乙脑IgM抗体、麻疹IgM抗体等，可以早期快速诊断。

4.病原体分离培养

用特异性敏感的选择性/鉴别培养基或敏感细胞进行细菌或病毒的分离培养。例如：采用免疫磁珠捕获样本中的肠出血性大肠杆菌O157：H7，再用科玛嘉（CHROMagar）鉴别培养基进行分离；疑似腺病毒感染的临床样本接种Hep-2细胞，可以观察到明显的腺病毒致细胞病变，有助于疫情判断。

（二）基于症候群的病原学检测

对于缺乏明确病因线索的疫情样本，采用基于症候群的病原体快速筛查方法，开展病原学检测与鉴定。各症候群主要病原体及需要采集的样本见表4-5。

表4-5　各症候群主要病原体及需要采集的样本

症候群	病毒类	细菌类	其他病原体	采集样本
发热伴呼吸道感染症候群	流感病毒、副流感病毒、呼吸道合胞病毒、冠状病毒、人偏肺病毒、博卡病毒、腺病毒、鼻病毒等	金黄色葡萄球菌、肺炎支原体、肺炎衣原体、肺炎克雷伯菌、A组链球菌、铜绿假单胞菌、流感嗜血杆菌、肺炎链球菌、军团菌等		鼻/咽拭子、痰液、鼻咽抽吸物、支气管肺泡灌洗液及胸腔穿刺液样本、全血标本
发热伴出疹症候群	水痘-带状疱疹病毒、人类细小病毒B19、肠道病毒、风疹病毒、麻疹病毒、EB病毒、人类疱疹病毒6型、登革病毒等	链球菌、伤寒沙门菌、副伤寒沙门菌、伯氏疏螺旋体、立克次体等		全血标本、咽拭子、粪便样本、疱疹液、皮肤化脓性病灶脓液、尿液等
发热伴出血症候群	汉坦病毒、登革病毒、克里木-刚果出血热病毒等	鼠疫杆菌、脑膜炎奈瑟菌、钩端螺旋体、猪链球菌、立克次体等		全血标本、脑脊液、尿液、淋巴液、分泌物
腹泻症候群	轮状病毒、肠道腺病毒、诺如病毒、札幌病毒、星状病毒等	致泻性大肠埃希菌、致病性弧菌（霍乱弧菌、副溶血弧菌、拟态弧菌、河弧菌）、小肠结肠炎耶尔森菌、假结核耶尔森菌、空肠弯曲菌、结肠弯曲菌、志贺菌、嗜水气单胞菌、类志贺邻单胞菌等	溶组织内阿米巴虫、蓝氏贾第鞭毛虫、隐孢子虫等	粪便样本、肛拭子、全血标本、呕吐物
脑炎脑膜炎症候群	肠道病毒、乙型脑炎病毒、西尼罗病毒、蜱传脑炎病毒、尼帕病毒、单纯疱疹病毒、麻疹病毒、腮腺炎病毒、呼吸道合胞病毒等	脑膜炎奈瑟菌、B流感嗜血杆菌、金黄色葡萄球菌、肺炎链球菌、猪链球菌、大肠杆菌、B族链球菌、单增李斯特菌等	新型隐球菌、恶性疟原虫、弓形虫、带绦虫、肺吸虫、旋毛虫、广州管圆线虫、裂头蚴等	全血标本、咽拭子、粪便样本、脑脊液

（三）不明原因疾病病原学的筛查与确认

病因线索缺乏明确指向且基于症候群的病原学检测无明确结果时，考虑进行病原分离或采用测序方法进行病因探索。

经典的病原分离方法依然是发现病原的有效手段。将样本接种在不同的选择性培养基和鉴别培养基中，通过镜检、生化反应和血清分型等技术，可以发现特殊性状的病原菌；将样本接种在不同种类的细胞、鸡胚等中，对盲传得到的培养物进行进一步的鉴定和分析。

将测序得到的序列信息与GeneBank数据库进行比对，对提示信息进行进一步实验验证。有许多不明原因疾病的病原体，如SARS、MERS-CoV、SFTSV、新的杆状病毒等，均是通过测序技术发现和确认的。例如，基于高通量测序技术，江苏省疾病预防控制中心在省出入境检疫局送检的一例发热患者样本中发现一种新型环状单链DNA病毒。

（四）流程

应急检测流程见图4-1。

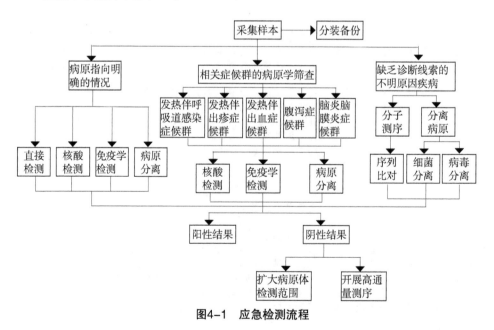

图4-1　应急检测流程

第三节　质量控制与结果评估

为确保应急检测快速高效、检测结果准确可靠，需对应急检测过程中的采样、收样、检测等各个环节严格把控，综合多方面的信息对检测结果做出准确评估。

一、质量控制

应急检测中的质量控制必须满足疫情处置快速准确的需要，它包含常规质量控制中人、机、料、法、环等各环节的质量控制，并对每个环节提出了新的质量控制要求，在质量控制方法的选择上也不拘泥于固有的室内质量控制和室间质量控制。

（一）准备阶段的质量控制

在准备阶段应尽量考虑可能出现的不确定因素，预先评估不确定因素可能对结果产生的影响，将影响缩小在可控范围内。

1.人员保障

应急检测人员应熟悉各类急性传染病的病原学特征，熟练掌握常规和快速检测方法并能够灵活运用，正确使用各种实验仪器和生物安全设施，通过考核持证上岗。平战结合，加强实验室人员各方面的技能培训和应急演练，保证应急检测人员不仅具备扎实的专业技能，而且具有良好的心理素质。

2.仪器设备

用于应急检测的仪器设备需定点存放，编制作业指导书，并由专人保管和定期维护。结果容易产生漂移和使用频率较高的仪器，如酶标仪、移液器等，应进行检定/校准和期间核查；使用频率低的检测仪器需定时清洁、开机、使用，保证运转良好；安全保障设备，如压力蒸汽灭菌器、生物安全柜等，应定期进行性能验证。

3.试剂耗材

试剂耗材应齐备有效，方便取用。实验室应根据本地区常见的和当前国内外流行的传染病，筛选和储备检测试剂、耗材和标准菌（毒）株等，并登记造册、明确标识、定点存放、专人保管、保证有效。

4.检测方法

除国家标准、行业标准外，商品化的非国标方法和实验室自行研发建立的检测方法也常被用于疫情处置中。对这些方法应进行反复验证和确认，将其与国家标准或行业标准进行比对。对于没有国家标准和行业标准的，需用两种以上方法互相验证，确保检测方法准确可靠。所有检测方法都应编写标准操作规程，包括适用范围、检测仪器、检测依据、检测流程、结果判定等，均应详细描述并及时更新。

5.环境设施

实验场所包括固定实验室和移动实验室，两类实验室都应满足应急检测的需求，保证检测结果准确可靠。对不同功能和要求的检测区域应分区并明确标识，有效控制污染，防止病原微生物扩散，降低检测人员职业暴露风险。

（二）检测过程的质量控制

实验室检测过程包括样本的采集、运输、交接，样本检测及保存等多个环节。对所有环节都要进行严格的质量控制，确保得到准确可靠的检测结果，指导现场疫情处置。

1.样本采集

合格样本对检验结果的可靠性和准确性起着至关重要的作用，也是在整个检测过程的质量控制中最容易被忽视却尤为重要的关键环节。

对样本采集的质量控制主要考虑以下六个方面。

（1）采样时机是否合适。

（2）采样部位是否正确，采集类型是否齐全。

（3）样本数量是否足够。

（4）采样技术是否规范。

（5）样本标识是否清晰和准确。

（6）采样登记是否完整。

2.样本运输

在突发急性传染病样本的运输过程中，对样本的保护性、运输的生物安全性及运输过程的记录完整性，是实现应急检测结果准确、稳定的基础。

首先，样本应选择合适的介质和温度环境保存运输。例如：疑似空肠弯曲菌感染的粪便样本应置于Cary-Blair氏运送培养基中运输；流感的咽拭子样本应置于Hank's液中运输；流行性脑脊髓膜炎的样本应保温运输。运输环境温度过高、过低或波动剧烈，均能造成样本活性的降低。

其次，突发急性传染病样本多为感染性物质，应使用专用的生物样本运送箱，采用WHO提出的三级包装系统运送样本。高致病性样本运输按相关文件执行，未经批准不得运输；非高致病性样本运输由专人专车护送，任何单位及个人不得通过公共交通工具运输。运输过程应保留完整的文件记录，保证可回顾、可溯源。

3.样本交接

在疫情处置过程中，坚决杜绝为了节约时间而忽视或省略样本交接的情况。样本交接的质量控制要做到以下四点。

（1）核查样本质量：观察样本的基本性状是否符合要求，记录有无严重溶血、微生物污染、血脂过多及黄疸等情况；对照患者发病时间，检查样本种类是否与病程相符合，如伤寒患者的血液样本应在病程的1~2周采集，若在病程的3~4周采集会大大降低伤寒沙门菌的检出率；判断样本取材是否正确，如痢疾患者的粪便样本应是新鲜排出的脓血便、黏液便或水样便，无病变的粪便含菌量较低。

（2）核对样本信息：观察样本上是否有标识，字迹是否能辨认，样本信息与送检单是否一致。

（3）保留纸质记录：填写样本接收单与回执单，并注明交接时间、交接双方的姓名和联系方式。

（4）妥善处置不合格样本：如样品污染过重或认为样品不能接收，立即安全废弃；与送样人交接时填写样本拒收单，写明样本拒收原因，通知送样人并及时采集补充样本。

4.样本检测

实验室样本检测是整个突发急性传染病应急检测的主体内容，与检测结果的准确性和及时性产生直接联系，也是质量控制的主要环节。检测时应对检测方法、检测过程、检测结果等进行一系列的质量控制，主要有以下两点。

（1）检测方法的质量控制：应急检测多选择自主研发的快速检测方法和商品化试剂，在检测前完成方法验证，在检测过程中还应采用多种方法平行比较。在样本数量充足的前提下，可以针对同一方法进行不同人员的平行操作实验，减少来自检验人员的结果偏差。

（2）检验过程的质量控制：

①加入内部参照：在针对目的病原进行检测的同时，还可在实验中加入相关的检测指标和检测手段，如在临床样本的核酸检测中，可增加对人体细胞管家基因（如β-肌动蛋白基因、微管蛋白基因、糖酵解酶系基因等）的检测，以检验样本采集、核酸提取和扩增是否可靠。

②设置实验对照：在实验中应设置空白对照、阴性对照、阳性对照、标准曲线，或者使用标准菌（毒）株和标准物质等衡量手段。针对未知病原或无法获得阳性对照的情况，考虑利用其他方式对实验结果进行验证，如新发传染病的核酸检测；在无阳性核酸样本时，可以合成目的片段作为阳性对照。

③进行流程质量控制：实验室管理人员对实验流程进行监督与质量控制，及时发现偏离质量体系或偏离检测工作程序的情况，采取措施预防，尽可能减少这类偏离。对检测步骤和检测环境应详细记录，并形成最终检验报告，提交审核。

5.样本保存与处置

样本运送至实验室后，应按样本类型和实验安排合理存放样本。样本一般要求储存至事件处置结束，必要时应保留更长时间，以备检验结果复核及扩大项目检测。

实验室样本和废弃物在弃置之前，应按照相关要求进行去污染处理，将处置过程填写在销毁记录中。

二、检测结果评估

应急检测的结果为突发传染病处置提供了依据，对结果的评估直接影响病例的临床诊治及传染病控制策略。

（一）阴性结果评估

病原检测结果阴性，提示有以下可能。

第一，该疾病由其他病原引起。

第二，在样本采集前患者已经接受过抗生素或抗病毒治疗。

第三，样本采集部位或采集时机不合适。

第四，样本采集、送检、保存等环节存在问题，病原活力降低或死亡。

第五，检测方法不当，一些常规培养无法检测的细菌，如厌氧菌、衣原体等未采用特殊培养方法，苛养菌（如嗜血杆菌、军团菌等）因培养基营养成分不佳或培养条件限制导致漏检。

第六，检测手段和技术存在局限性，方法灵敏度不够高或未能覆盖目标病原体。

当检测结果为阴性时，应从以上环节推断结果的准确性；如怀疑为假阴性结果，应分析原因，采取弥补措施，在可能的情况下再次采样，重新检测。

（二）阳性结果评估

实验室检测阳性结果是判定疫情病原的重要依据，阳性结果的临床意义应结合流行病学和临床特征、采样部位、病原载量等进行综合判断，当出现多种阳性结果时需认真分析、谨慎判断。

检测阳性结果与流行病学和临床特征一致，一般即可做出病因判断。病例样本病原学或IgM抗体检测结果为阳性时，提示该病原体可能为致病因子。在暴发疫情中，大多数病例样本为同一阳性结果时，应综合疾病临床表现、流行病学特征等情况判断病原学病因。判断新发传染病的病原体则需要考虑是否符合科赫法则。

流行病学和临床特征不支持实验室检测结果时，需进一步分析阳性结果的临床意义。一般来说，检测结果的临床意义与样本采集部位密切相关，血液、脑脊液等无菌部位检出病原体临床意义较大。在非无菌部位，如呼吸道检出病原体且载量较高，则该病原体为病因的可能性较大。若检测结果为弱阳性或载量较低，则应考虑寄居病原的可能性。

当检出两种或两种以上微生物时，需考虑以下两种可能。

第一，多种病原体合并感染，检出的微生物均为病原体。

第二，患者感染病原体后引起机会性感染，样本含有多种病原体。

第五章

05

突发中毒事件公共卫生风险评估

突发中毒事件是在短时间内，毒物通过一定方式作用于特定人群造成的群发性健康影响事件。常见的突发中毒事件包括食物中毒事件、职业中毒事件和其他中毒事件。突发中毒事件不仅是公共卫生事件，还会次生或衍生于自然灾害、事故灾难及社会安全事件等突发事件。根据我国突发公共卫生事件管理信息系统报告，突发中毒事件数约占全部突发事件总数的20%，但死亡人数占总死亡人数的60%以上，可见此类事件不但发生频繁，而且严重危害人民群众的健康。

突发中毒事件的发生、发展受许多因素的影响，具有预测困难、发生突然、危害进展迅速、表现复杂等特点，给卫生应急处置带来很大挑战，处置不当可能造成严重后果，引起公众恐慌。

随着卫生应急工作逐步走向科学化、规范化，突发中毒事件风险评估在事件处置中也呈现出其重要意义，并受到重视。不同类型的突发中毒事件有不同的特征和规律，能够造成急性健康损害，有些毒物还可能长期影响健康，因此有必要在事前、事中、事后组织开展各种类型的风险评估，提醒相关机构和部门做好卫生应急准备，降低此类事件发生的概率，减少健康损害，减轻社会负面影响及经济损失等。

第一节　突发中毒事件公共卫生风险评估特点

一、突发中毒事件的特征

突发中毒事件具有以下主要特征。

（一）毒物种类繁多

美国化学文摘社公布的数据显示，随着工业现代化进程的不断加快，现有化学物质种类已超过8000万种，并且以每个工作日1万～4万种的速度递增，而已被人们掌握的化学物质毒性资料仅为冰山一角。此外，随着近些年环境的改善和人们生活方式的改变，有毒生物也已成为引发突发中毒事件的重要危害源之一。在我国，有毒植物超过1300种，有毒蘑菇即有435种，我国大部分地区都有中毒事件报告，以西南、华南地区为甚。一般医疗卫生专业人员无法掌握体量如此庞大的毒物信息，需要借助各种途径收集相关信息。

（二）表现复杂多样

突发中毒事件具有一因多果、一果多因的特点，再加上物质间相互作用对毒性的影响和毒物作用的个体差异，事件原因判定、事件后果预测的难度较大。随着事件的发展，事件的主因、环境及人群相互作用会表现出不同的特点，这些特点也体现了事件危害的改变。

（三）后果严重

各类突发中毒事件可能会造成严重损失，主要表现为公众健康及社会安定受到影响，以及环境破坏、经济损失。每起事件造成的影响往往偏重某一个侧面，如毒物泄漏除造成严重的环境污染外，对人群健康的影响往往最为突出且备受关注。为减少中毒造成的危害，各国都对剧毒和高毒化学品进行严格管理，以减少严重中毒事件的发生。安全生产事故、社会安全事件、自然灾害所引发的突发中毒事件与普通事件相比，能够对更大范围的社会公众造成威胁和伤害，如东京地铁沙林毒气事件，可造成社会公众大范围内上百人甚至数千人中毒、数万人迁移。此外，有些事件还会因防护或洗消不当导致救援人员中毒。

（四）与其他类突发事件相互转化及共存

不同类别的突发事件在一定条件下能够相互转化，如安全生产事故若不能及时得到控制，污染物就会泄漏到大气、水体和土壤中，造成环境污染，人群暴露于污染的环境中会出现健康损害，这就成为公共卫生事件。以上事件如不能有效处理，会变成公共安全事件，引起更大范围的社会动荡。另外，还可以从社会安全、人群健康、环境影响等多个角度看待中毒事件。

二、突发中毒事件风险评估特点

突发中毒事件的风险评估除具备一般突发事件公共卫生风险评估的特征外，还具有以下特征。

（一）剂量-效应关系

中毒最大的特点是存在剂量-效应关系，只有人体的暴露量达到一定剂量才能引起中毒，损害健康，所以毒物的暴露量决定了健康影响程度。通过流行病学调查和现场监测毒物浓度可以推测暴露剂量，判断健康风险。同时，暴露途径与中毒途径的关系也是判断中毒情况的重要因素之一。

（二）复杂多变

突发中毒事件初期多为隐匿性事件，事件发生原因不明，需要根据事件现场的发生环境、临床特征、毒物暴露等特征预测、推断事件的后果，从而进行风险评估，并随着事件的发展，根据现场相关因素的变化进行多次评估，调整风险等级。

（三）不确定性

环境、食品等监测所得的数值与人体接触的实际数值可能会有较大差距，不同生物属性人群的毒物危害效应可能不同。对于很多毒物来说，可能只做过一般人群的毒性评价，而缺乏特殊人群毒性评价数据，或者只有某种暴露途径的毒性数据，缺乏其他暴露途径和多个暴露途径的毒性数据。

第二节　突发中毒事件风险评估类型及适用方法

突发中毒事件风险评估就是运用风险评估理论和模型，根据毒物的毒性特点、中毒原因、暴露人群、接触途径、接触时间、接触剂量等因素，研判突发中毒事件的可能性和危害严重程度，对中毒事件进行风险分析和风险控制。

根据风险评估的时机，可将突发中毒事件风险评估分为事前、事中、事后评估，如事前特定危害源风险评估、事件发生后紧急风险评估、事件过程中风险评估、事后风险评估、特定敏感事件风险评估等。按毒物暴露场景和途径，可将突发中毒事件风险评估分为食物中毒风险评估、环境事故风险评估、职业中毒风险评估及化学恐怖风险评估等。

由于突发中毒事件的发生大多具有不确定性，因此事前评估需要依据既往突发中毒事件的发生情况、危险因素进行综合预评估，事中和事后主要从毒物危害、暴露影响、人群效应、应对能力四个方面分析突发中毒的危害严重程度，评估风险等级。

在突发中毒事件卫生应急响应中，应急人员可能没有足够的时间进行细致的调查，也不能进行充分的暴露定量分析。事件评估中所建立的健康和安全需求是根据所包含的暴露类型及暴露是否可被接受所做出的定性决策，如果暴露不确定，往往需要收集更多的信息，进行动态的评估。不同阶段使用的风险评估类型及适用方法不同，一般可采用专家会商法、德尔菲法、风险矩阵法和风险评估流程图等方法进行风险评估。

一、情报筛检

进行风险评估的主要信息来源较多，目前我国突发中毒事件情报筛检的信息来源主要有以下八种。

第一，突发公共卫生事件管理信息系统。

第二，职业病与职业卫生信息监测系统。

第三，中毒信息服务咨询热线。

第四，卫生行政部门认定的各级中毒救治基地及指定医疗救治机构报告。

第五，各级疾病预防控制机构应急值班电话。

第六，中毒相关舆情媒体信息监测。

第七，公共卫生服务电话。

第八，网络信息监测，包括主流门户网站和自媒体网站。

收集到突发中毒事件信息后，需要对信息的可靠性和真实性进行初筛，一般来说报告系统可靠性大于咨询值班电话，主流门户网站信息可靠性大于自媒体网站信息。对于重要信息可通过电话进行核实。

为了确定以上信息是否需要进行进一步的突发中毒事件风险评估和是否具有相应的公共卫生意义，必须关注相关信息的以下特征。

第一，突发中毒事件发生的可能性。

第二，毒物危害是否严重（如不同的毒物类型、毒物性状、毒物联合作用和毒物特性导致毒物危害严重程度不同）。

第三，是否有严重的暴露影响（如暴露量、暴露方式、暴露途径、接触时间、毒物扩散/流通范围）。

第四，是否造成严重的人群健康效应（如中毒人数、死亡人数、危重症人数比例及媒体关注程度）及应对能力如何（如医疗救治能力、毒物检测能力、物资保障程度等）。

突发中毒事件发生的可能性或危害健康的可能性越大，危害越严重（含毒物危害、暴露影响、人群健康效应）。控制应对能力越弱，突发中毒事件公共卫生意义越显著，越有必要对其进行进一步的风险评估。

二、专题风险评估

经过情报筛检，发现有重要公共卫生意义和重要影响的突发中毒事件时，应根据需要组织开展专题风险评估，即根据处置事件的需求，设定评估目标，针对特定的突发中毒事件形成较为详细的专题评估报告。目前，最常用的方法是专家会商法。

专题风险评估立足于特定事件,需要关注以下三个方面。

(一)事件核实

接到报告或获知事件信息后,无论是组织人员赴现场开展调查工作还是收集已经开展现场调查的工作报告,都必须了解毒物的来源、种类、暴露程度和影响人群范围等信息,初步判断突发中毒事件的类型和级别。

(二)毒物暴露量的检测/监测

根据事件中人群接触毒物的次数、途径、时间,以及毒物的扩散或流通方式等计算人群暴露毒物的剂量,推算事件中人群接触毒物的量是否超过损害作用的最低剂量和基准剂量95%可信区间下限,初步研判中毒事件中毒物对人群的急性毒性效应。暴露评估也是突发中毒事件风险评估中数据最不易获得的环节和评估中的难点。

(三)采取控制措施

脱离毒物接触、对已存在的毒源进行控制和处理、加强毒物暴露的监测和人群防护是最为基础的控制措施。

随着越来越多的数理统计知识和机器学习等技术运用到突发中毒事件评估中,定量的突发中毒事件专题风险评估将成为趋势。

三、阶段性趋势评估

突发中毒事件虽然预测困难,但某些毒物类型的中毒事件在季节、场所和人群方面也表现出一定的规律性。因此,利用各种来源的突发中毒事件信息,可以进行按月、季度、年的阶段性趋势评估。此类型的风险评估大多时间充裕,可采取德尔菲法、专家会商法等方法。组织者根据突发中毒事件的各类监测信息,按照报告地区、报告单位、中毒人数、死亡人数、事件发生时间、毒物名称、毒物类型、发生场所、发生人群、中毒类型和中毒原因等进行分类整理,发现不同类型突发中毒事件的发生趋势,进行下一季度、下一年度的突发中毒事件的阶段性趋势评估,发现其特征和规律,提出控制或降低风险的干预措施。

第三节　突发中毒事件的风险识别要点

突发中毒事件的风险与事件背景、毒物危害、暴露评估、健康影响呈正相关，与毒物危害的控制应对能力呈负相关。

一、事件背景

需要调查事件发生的时间、地点和人群情况，了解当地的自然、社会、经济等特征，包括当地人群的生活方式、行为习惯、生产方式、文化程度、民族聚集性等特征，结合既往监测数据进行分析。特别是需要关注一些有特殊变化的情况，如更替了人员、更换了物品、改变了作业方式、气象异常等，还需要了解已开展的调查和干预措施。

二、毒物危害

毒物通常是指在一定条件下（接触方式、接触途径、进入体内数量），影响机体代谢过程，引起机体暂时或永久的器质性或功能性异常状态的外来物质。

毒物有多种分类方式，一般按照毒物类型分为化学物、药物（西药、中药）、农药、有毒动物、有毒植物、细菌、真菌等。

在医学上，一般将生物（包括动物、植物、细菌和真菌等）体内形成、可损害其他生物体的物质称为生物毒素，简称"毒素"，以与人工合成的化学物质类毒物相区别。

化学物质按其用途和分布范围分为工业化学品、食品添加剂、日用化学品、农用化学品、医用化学品、环境污染物、生物毒素和军事毒物。

化学物质的有毒或无毒是相对的，并不存在绝对的界线。一种化学物质在一定条件下可能是有毒的，而在另一种条件下可能对人的健康来说是安全无毒的。著名的瑞士毒理学家帕拉采尔苏斯（Paracelsus）曾说："化学物质只有在一定的剂量下才具有毒性，毒物与药物的区别仅在于剂量。"

毒物按其毒性作用分为腐蚀毒、实质毒、酶系毒、血液毒、神经毒。

毒性通常是指某种化学毒物能够造成机体损害的能力，是化学物质本身固有的特性。一种化学毒物对机体的损害能力越大，其毒性越高。在实验条件下，毒性是指化学物质引起实验动物某种毒效应所需的剂量（浓度）。

表示毒性的常用指标有以下三种。

（一）致死剂量

1.绝对致死剂量

绝对致死剂量（LD_{100}）指化学毒物引起受试对象全部死亡所需要的最低剂量。若再降低剂量，即有存活者。由于绝对致死剂量可随实验动物品种、敏感性，以及动物数量的不同而发生变化，故难以在实验中得到重复的结果。一般不用绝对致死剂量来衡量外来化合物急性毒性的大小。

2.最小致死剂量

最小致死剂量（MLD或LD_{01}）指化学毒物引起受试对象中的个别成员死亡的剂量。从理论上讲，低于此剂量即不能引起死亡。

3.最大耐受剂量

最大耐受剂量（MTD或LD_0）指化学毒物不引起受试对象死亡的最高剂量。若高于该剂量即可出现死亡。

4.半数致死剂量

半数致死剂量（LD_{50}）指化学毒物引起一半受试对象死亡所需要的剂量，又称致死中量。LD_{50}是评价化学毒物急性毒性大小最重要的参数，也是对不同化学毒物进行急性毒性分级的基础标准。与LD_{50}概念相似的毒性参数，还有半数致死浓度（LC_{50}），即在动物急性毒性试验中，使受试动物半数死亡的毒物浓度。

LD_0和LD_{100}常作为急性毒性试验中选择剂量范围的依据。

（二）最低有害作用剂量

1.阈剂量

阈剂量指化学毒物引起受试对象中的少数个体出现某种最轻微的异常改变所需要的最低剂量。在此剂量下的任何剂量都不应产生损害作用，故又称最小有作用剂量。但实际上，能否观察到化学毒物造成的损害作用在很大程度上受到检测技术灵敏性和精确性的限制。另外，受试对象的数量对此也有影响。阈剂量分为急性和慢性两种：急性阈剂量为与化学毒物一次接触所得；慢性阈剂量为与化学毒物长期接触所得。

2.观察到损害作用的最低剂量

观察到损害作用的最低剂量（LOAEL）是指在规定的暴露条件下，通过实验和观察，一种物质引起机体形态、功能、生长、发育或寿命某种有害改变的最低剂量或浓度。LOAEL是通过实验和观察得到的，是有害作用，具有统计学意义和生物学意义。

（三）最大无作用剂量

1.最大无作用剂量

最大无作用剂量指化学毒物在一定时间内，按一定方式与机体接触，用现代的检测方法和最灵敏的观察指标不能发现任何损害作用的最高剂量。与阈剂量相似，损害作用能否检出主要与检测方法及样本量大小有关。

2.未观察到损害作用剂量

未观察到损害作用剂量（NOAEL）指在规定的暴露条件下，通过实验和观察，与适当的对照机体比较，一种物质不引起机体任何作用的最高剂量或浓度。它是毒理学的一个重要参数，在制定化学毒物的安全限值时起着重要作用。

对于同一种化学毒物，在使用不同种属动物、染毒方法、接触时间和观察指标时，往往会有不同的LOAEL和NOAEL。因此，在表示这两个毒性参数时应注明具体实验条件。

三、暴露评估

毒物的暴露评估是突发中毒事件风险评估中的关键步骤。暴露是指特定期间以一定频率到达靶机体、系统或人群的某种因子（有害因素）的浓度或量。即使是毒性再高的毒物，如果没有接触也不会发生危害，并且接触也是不确定性的重要来源。接触评价的目的是确定接触的来源、类型、程度和持续时间。毒物浓度和接触毒物的程度是接触评价的两个重要方面。

剂量是指机体、系统或人群吸收某种因子（有害因素）的浓度或量。剂量与健康效应的关联程度从低到高依次为：接触剂量→潜在剂量→应用剂量→

内剂量→送达剂量→生物有效剂量。一般常用指标是接触剂量、潜在剂量和内剂量。

暴露场景是指在某种情况下,用于评价和定量所接触的环境因素来源、暴露途径、暴露量或浓度及受暴露机体等的一组条件。可以根据事件类型选择不同的暴露模型,如饮食暴露模型、职业暴露模型等。

(一)暴露剂量的计算

1.环境浓度的检测

严格按照采样、检测和质量控制的要求进行检测。

2.人体摄入量的计算

对于非致癌生物学效应可以采用日均接触剂量(ADD),对于致癌生物学效应可以采用终身日均接触剂量(LADD)。

$$ADD = C \cdot IR \cdot ED/BW \cdot AT$$

$$LADD = C \cdot IR \cdot ED/BW \cdot LT$$

C为暴露浓度;

IR为摄入率;

ED为暴露时段;

BW为体重;

AT为求算平均剂量所用的时段;

LT为终身时段。

环境监测所得数值与人体接触的实际数据可能会有较大差别,这时可进行个体检测,减少不确定性。

3.计算多介质、多途径的暴露量

计算多介质、多途径的暴露量,然后相加得出总暴露量。

4.不同人群暴露量的估计

应根据暴露对不同社会生物属性人群的影响,分别计算其暴露量。

5.内剂量和生物有效剂量的计算

对人群实际暴露和剂量反应关系进行准确评价,可根据公式推算内剂量或根据经验证的生物学标志推算内剂量。

（二）接触特征分析

提供包括暴露来源、路径、途径和暴露人群相关信息的完整描述，也应包括对高暴露人群、易感人群和易感生命阶段的讨论。

可结合暴露参数描述毒物暴露情况。暴露参数是用来描述人体经呼吸道、消化道和皮肤暴露于环境污染物的行为和特征的参数。暴露参数是决定人体对毒物的暴露剂量和健康风险的关键性参数，包括暴露原因、接触途径、性别、年龄、人群、体重、呼吸速率、饮水、暴露持续时间、暴露频率、食品暴露等指标，不同事件选用的暴露参数不同。

基于对毒物认识比较清楚的危害特性和剂量-反应关系，通过环境暴露浓度的监测结果和对人群暴露行为的调查，遵循特定的规律，用一定的风险评估模型预测出特定暴露状态下污染物的健康风险。

四、健康影响

毒作用又称为毒效应，是化学物质对机体造成的不良或有害的生物学改变，故又可称为不良效应、损伤作用或损害作用。毒作用可根据其特点、发生的时间和部位，按不同的方法进行分类。

（一）速发与迟发作用

速发作用指机体与化学物质接触后在短时间内出现的毒效应。迟发作用指机体接触化学物质后，中毒症状缺失或虽有中毒症状但似已恢复，经过一定的时间间隔才表现出来的毒效应。

（二）局部与全身作用

局部作用指发生在化学物质与机体直接接触部位处的损伤作用。全身作用指化学物质经血液循环到达体内其他组织器官引起的毒效应。大多数化学物质都会引起全身作用，如铅被吸收后，可引起血液、神经、消化、生殖等多系统病变。某些化学物质兼有这两种作用，如四乙基铅在接触部位对皮肤有损害作用，被吸收后分布到全身，对中枢神经系统，以及肝、肾等实质性脏器造成损害。某些严重的局部作用也可间接引起全身作用，如严重的酸烧伤可导致未接触到酸的肾脏受到损害。

（三）可逆与不可逆作用

可逆作用指停止接触化学物质后，造成的损伤可以逐渐恢复。常见于接触化学物质的剂量较低、接触时间较短、损伤较轻时。不可逆作用指停止接触化学物质后，损伤不能恢复，甚至进一步发展加重。化学物质的毒作用是否可逆取决于被损伤组织的修复能力。例如：对于肝脏这样再生能力强的器官，多数损伤是可逆的；而对于神经组织这样再生能力很差的组织，则损伤多为不可逆的。

（四）变态反应

变态反应与一般的毒性反应不同。某些作为半抗原的化学物质（变应原）与机体接触后，与内源性蛋白结合为抗原并激发抗体产生，称为致敏；当再度与该化学物质或结构类似物质接触时，引发抗原抗体反应，产生典型的过敏反应症状。化学物质所致的变态反应在低剂量下即可发生，难以观察到剂量-反应关系。变态反应的损害表现多种多样，轻者仅有皮肤症状，重者可致休克，甚至死亡。

（五）特异体质反应

特异体质反应指由遗传因素所致的对某些化学物质的反应异常。例如，肌肉松弛剂琥珀酰胆碱正常时可被血浆中的拟胆碱酯酶迅速分解，故作用时间很短。而某些患者该酶基因中的个别单核苷酸发生了改变，使之缺乏分解该药物的能力，当被给予标准剂量的琥珀酰胆碱时，呈现持续性的肌肉松弛，甚至窒息。再如，先天缺乏NADH-细胞色素b5还原酶活力的患者，对亚硝酸盐类等可致高铁血红蛋白症的化学物质异常敏感。原因是该酶基因中的127密码子发生了突变，致使原来的丝氨酸为脯氨酸所取代，丧失了活性。

（六）刺激与腐蚀性

刺激与腐蚀性根据毒物对眼睛、皮肤或黏膜的刺激作用强弱划分评分等级。依据《化学品　急性皮肤刺激性/腐蚀性试验方法》（GB/T 21604—2008）和《化学品　急性眼刺激性/腐蚀性试验方法》（GB/T 21609—2008）分级标准和文献资料确定分级。

（七）生殖毒性

生殖毒性分级标准主要依据GHS生殖毒性分级方法和标准，经济合作与发展组织（OECD）、欧洲经济共同体（EEC）有关生殖毒性分级方法和标准的部分内容制定分级标准。根据人类生殖毒性报告及动物实验数据划分评分等级。

（八）致癌性

致癌性根据IARC肿瘤风险分组方法划分评分等级。属于明确人类致癌物的，直接列为极度危害。

健康影响还与暴露人群的特点相关，如人口密度、职业、性别、年龄、受教育程度、毒物认知水平等因素。

实际危害后果与预后根据文献报道的中毒病死率和危害预后情况划分评分等级。1991年至2007年，我国急性中毒病死率为4.6%～21.5%，平均病死率为12%，其中14年接近或高于10%，因此把10%作为划分病死率高低的界限。

对毒物危害健康影响的判定的主要方法是证据权重法，此方法充分评议来源于数据库、科学文献和研究报告等的科学资料，其不同研究方法的证据权重如下：流行病学研究＞动物毒理学研究＞体外试验＞定量结构–活性关系分析。

五、控制应对能力

针对可能发生或已经发生的突发中毒事件，开展对事发地负责处置机构和人员的中毒卫生应急能力评估，评估内容包括毒物危害控制能力、现场处置能力、医疗救治能力、毒物检测鉴定能力、应急物资保障能力等，其中应急物资包括中毒医疗救治设备、解毒药、个体防护装备、标准品、毒物检测设备等。

第四节　突发中毒事件风险分析要点

一、可能性

突发中毒事件阶段性趋势风险评估可根据毒物来源、自然环境条件、社会环境状况等因素综合评估事件发生的可能性。例如：在夏秋季节蓖麻成熟时，由于儿童对其毒性一无所知，容易因采摘食用而引起食物中毒事件；某地为化工园区所在地，要根据化工园区管理水平、历年化学品泄漏发生情况、是否有新生产线引入、生产工艺变化等情况预估突发中毒事件发生的可能性。

针对突发中毒事件开展专题风险评估时，需要分析突发中毒事件造成健康危害的可能性，可根据毒物来源分析毒物人群暴露情况。根据毒物特性评估暴露可能性，即接触毒物的可能性，主要取决于对毒物的认知、行为习惯、毒物危害管理等情况。

二、严重性

严重性指突发中毒事件造成危害的严重程度，需要同时考虑人群健康效应和社会影响。社会影响通常可从媒体关注情况间接获知，包括媒体关注类型、发布消息数量等。对于突发中毒事件的严重性，可参考以下要素进行评估。

（一）毒物危害程度

毒物危害程度分级依据毒物可通过的暴露途径（消化道、皮肤、呼吸道），结合人群毒物暴露量或浓度，将毒物的危害程度以急性毒性、急性中毒发病情况、致癌性三项指标为基础，将其分为五个级别（表5-1）。此外，还要考虑当两种或两种以上毒物同时引起中毒时是否存在拮抗或协同作用。

表5-1　毒物危害程度分级依据

指标		分级				
		4（极度危害）	3（高度危害）	2（中度危害）	1（轻度危害）	0（轻微危害）
急性毒性	吸入LC$_{50}$（cm^3/m^3）	<100	100～	500～	2500～	≥20 000
	经皮LD$_{50}$（mg/kg）	<50	50～	200～	1000～	≥2000
	经口LD$_{50}$（mg/kg）	<5	5～	50～	300～	≥2000
急性中毒发病情况		中毒病死率高	可致死或致残	器质性损害，预后良好	仅有接触反应	无危害后果
致癌性		人类致癌物	近似人类致癌物	可能人类致癌物	未归入人类致癌物	非人类致癌物

注：参考《职业性接触毒物危害程度分级》（GBZ 230—2010）。

（二）暴露因素

暴露因素包括暴露方式、暴露途径、暴露毒物总量、毒物接触时间、发生时间、发生场所、发生地人口密度等。例如：暴露发生的地点是否为少数民族聚集地等敏感区域；暴露为单一途径还是多种途径；暴露毒物总量是否达到中毒剂量；发生的时间是否为重要赛事或重大活动期间；毒物危害是否得到有效控制，自然因素是否有利于有毒有害物质扩散，是否还存在继续发生毒物危害的可能性，或毒物危害是否有可能继续加重；等等。

（三）人群健康效应

影响人群健康效应的主要因素包括暴露人群、人群的心理影响、媒体关注程度、中毒人数、死亡人数、重度中毒人数比例、受累人数、响应级别等；发生人群是否为特殊年龄段、职业等人群，如婴幼儿、学生、老人或孕妇等特殊人群；已经造成健康损害的情况，如中毒人数、死亡人数及暴露人数等。通过媒体关注情况间接评估危害情况：关注事件发生进行跟踪报道媒体的级别，是国家级、省级、市级还是县级；媒体的种类，是电视、广播、报刊还是网络；媒体报道的数量也能够反映社会影响力。

不同类型突发中毒事件分析内容有所侧重，可根据需要使用不同类型的风险评估方法。

三、风险控制能力

突发中毒事件风险控制能力即将人群中毒健康危害降低到何种程度的能力。包括现场调查人员处置事件的能力、毒物检测能力、中毒临床救治及日常应急准备工作完善程度等。具体可以按照以下六方面来判断。

（一）突发中毒事件现场处置专家能力

突发中毒事件现场流行病学调查为明确病因、提供临床诊治方案及控制事件危害进一步扩散提供基础证据，而处置专家的相关中毒事件处置经验和处置专家的级别能影响调查效果。

（二）参与医疗救治的临床综合救治水平

从是否有突发中毒事件或其他突发事件医疗救治经验、救治医院级别，以及有无中毒救治专科等方面可以判定处置单位对特定中毒事件的救治能力。

（三）毒物检测能力

从接收突发中毒事件相关毒物检测的实验室有无特定类别毒物检测经验，以及有无实验室资质认证来判定毒物检测能力的大小。

（四）应急物资保障程度

中毒卫生应急物资包括个体防护装备、解毒药、检测标准品、医疗救治设备、毒物检测设备、技术方案和资金储备等。其中，个体防护装备、解毒药、检测标准品可以考虑其获取所需时间的情况、覆盖种类的多少；医疗救治设备、毒物检测设备可以考虑覆盖种类的多少及设备完好率的高低；同时，有无同类中毒事件处置或相关技术方案、有无专项资金储备均能反映应急物资保障程度。

（五）参与处置单位的培训、演练情况

从培训和演练的频率，如平均每年参加多少次培训和演练；培训和演练的形式，如是中毒处置技能和理论知识结合的培训还是仅仅是理论知识培训，是中毒专项演练还是应急综合演练；培训和演练的级别，如从是国家级、省（区、市）级还是区（县）级来判定。

（六）中毒卫生应急队伍构成

从队伍是否覆盖流行病学调查、临床、检测、管理这4个专业，以及队伍人员的专业水平等，可间接反映参与处置单位的处置能力。

以上六个方面能根据不同程度、不同水平分级，进而定性或半定量地判定突发中毒事件风险控制能力的大小。

四、不确定性分析

由于突发中毒事件大多发生迅速，需要在短时间内对事件做出风险评估，受掌握的信息和可查询资料的限制，掌握信息不确定性因素包括事件已经造成的健康损害不清、危害源种类和数量不详等。既往资料可能不包括孕妇、老人、有基础疾病的患者等特殊人群的毒性数据。有些毒物仅有某种接触途径的毒性数据，还有些毒物仅有急性中毒研究结果，缺乏慢性长期效应数据，两种及两种以上毒物相互影响的数据也是非常匮乏的。在一些突发事件中，评估所需的最直接的生物标志物限于现场影响不能获得，而受检测方法、采样时机等的限制，可用于风险评估的资料常常不全，有些需要推算和借鉴。因此，突发中毒事件的健康及公共卫生风险评估结果存在不确定性，需要在风险评估报告的最后加以解释和说明。

第五节　突发中毒事件风险评价要点

同传染病类似，突发中毒事件的风险评价可以根据专家会商结果采用风险矩阵法得出相应的风险等级，也可以通过建立的案例评估工具包将事件参数输入，自动计算风险等级，然后将最终的评价结果按照严重程度从低到高分为五个层级：极低、低、中、高、极高。

一般情况下，初始阶段收集到的信息量会比较大，而且可能会有一些误导信息，因此进行资料分析时应由专业人士根据专业知识、经验及其他信息，对资料的合理性和有效性进行判断。突发中毒事件根据风险识别结果开展风险分析，通过涉及的毒物毒性、剂量-反应关系评价、暴露评价、人群健康效应等风险特征进行分析，并结合可能引发突发中毒事件的风险源特点、风险承受能力、卫生应急响应能力及风险控制能力等因素，进一步分析风险发生的可能性、后果的严重程度及风险控制能力，进行风险级别确定，并将风险等级和预先设定的风险评估标准进行比较，对各种风险因素进行综合排序，确定管理优先级，为风险处置、风险沟通等提供科学依据。

在风险分析过程中，近些年来涉及许多参数及数学模型的选择，以及大量有关数据的收集和复杂的数学计算，这些工作若单纯依靠人工计算，将十分繁重。因此，计算机在风险评价研究中得到了广泛应用。从20世纪70年代开始，美国等先后开展了基于事故概率和事故后果分析的安全决策应急救援的计算机软件研究，目前已有几十种风险评价软件得到了应用。常用软件有挪威船级社（DNV）研发的用于化工厂和其他类型工厂及交通运输行业的定量危险分析和风险评价的软件SAFETI；DNV和世界银行联合研发的用于石油、化工、天然气等行业可能发生的火灾、爆炸、毒物泄漏事故进行定量后果分析的WHZAN系统；荷兰国家应用科学研究院于1985年开发的具有风险评价和建模功能的EFFECTS系统和1990年开发的适用于工业活动定量风险分析的RISKCURVES系统；意大利TEMA公司开发的一种适用于管理者和应急计划制订者的应急管理软件SIGEM；意大利STA

公司1989年开发的适用于制订安全计划、应急反应、居民迁移、安全报告等的STRA系统；美国公司开发的定量风险评价软件SAFEMODE；美国国家环境保护局和美国国家海洋和大气管理局等四部门联合研发的计算机辅助应急操作管理系统（CAMEO）；等等。

在风险评价中，对毒物危害、毒物暴露、健康影响和应对能力的评估均存在一定的不确定性，主要为资料的不确定性和模型参数的不确定性。

根据风险分析结果确定风险等级，根据各类风险因素提出关键控制点和相应的应对策略、措施。同时，自查卫生应对能力，对其薄弱环节提出增强或改进方案。开展风险沟通，并及时将风险评估结果提交给利益相关方，对未结束的事件有必要开展动态评估。

06

第六章

突发中毒事件应急处理

第一节　突发中毒事件的监测和信息管理

在突发中毒事件处置中，信息是妥善处置突发中毒事件的关键，也是突发中毒事件控制技术发展的动力。信息的监测与报告和管理水平与突发中毒事件处置息息相关。

一、突发中毒事件的监测与报告

（一）突发中毒事件信息监测

1.监测网络

（1）卫生行政部门主导的中毒信息监测网络：充分发挥卫生行政部门的行政主导作用，建立中毒信息监测机制，在全国选择合适的医疗卫生机构建立中毒信息监测点，组成信息监测网络，开展中毒信息监测。

（2）疾病控制体系兼容的中毒信息监测网络：以疾病预防控制体系中现有的信息监测系统为基础，充实中毒信息监测的条件，扩大中毒信息监测职能，建立中毒信息监测机制，开展中毒信息监测。

（3）独立的区域覆盖的中毒信息监测专业网络：在有条件的区域，借鉴美国中毒控制中心网络模式，建立功能完善、规模适度、区域覆盖的中毒控制中心网络，承担中毒信息监测职能。

2.监测内容

中毒监测网络的主要内容包括以下三方面。

（1）中毒源信息：收集某一地区可能导致中毒事件的毒物及毒物来源信息，包括毒物的种类、来源、产生、分布等。

（2）中毒事件信息：主要来源于公民个人或基层医疗卫生机构的信息报告、媒体报道、统计报表等。主要内容有事件发生的时间和地点、中毒人数（死亡人数）、毒物种类、事件经过、处置情况等。

（3）中毒事件影响因素信息：通过收集各地区的人群特征、自然因素、社会因素、医疗卫生条件等信息，判断中毒事件可能发生、发展和变化的规律。

3.监测方法

信息的监测可以通过现有的监测网络实现，也可通过中毒咨询热线、媒体报道、统计报表及行政部门的审批材料等完成。2014年，中国疾病预防控制中心职业卫生与中毒控制所开发了突发中毒事件在线报告系统，该系统由省级卫生行政部门、化学中毒救治基地、疾病预防控制中心在线报告突发中毒事件，并由中国疾病预防控制中心职业卫生与中毒控制所统一汇总，是目前监测突发中毒事件最主要的方法。

（二）突发中毒事件信息报告

突发中毒事件信息报告是获得中毒事件信息的主要渠道，责任报告单位和责任报告人应当按规定及时报告突发中毒事件信息。

1.责任报告单位和责任报告人

依据《突发公共卫生事件应急条例》《卫生部突发中毒事件卫生应急预案》等的规定，中毒事件责任报告单位为县级以上各级人民政府卫生行政部门指定的突发公共卫生事件监测机构，各级各类医疗卫生机构、卫生行政部门，县级以上地方人民政府和检验检疫机构、食品药品监督管理机构、环境保护监测机构、教育机构。责任报告人为执行职务的各级各类医疗卫生机构的医疗卫生人员、个体开业医师。

2.报告时限和报告途径

突发事件监测机构、医疗卫生机构和有关单位发现中毒事件后，应当在两小时内向所在地县级人民政府卫生行政主管部门报告，并及时通过突发公共卫生事件报告和管理信息系统报告；接到报告的卫生行政主管部门应当在两小时内向本级人民政府报告，并同时向上级人民政府卫生行政主管部门和国务院卫生行政主管部门报告。

任何单位和个人都有权向国务院卫生行政部门和地方各级人民政府及其有关部门报告突发中毒事件及其隐患，也有权向上级政府部门举报不履行或者不按照规定履行突发中毒事件应急处理职责的部门、单位及个人。

3.报告分类和报告内容

突发中毒事件报告分为首次报告、进程报告和结案报告，应当根据事件的严重程度、事态发展和控制情况及时报告事件进程。

（1）首次报告：发生中毒事件后的第一次报告。首次报告内容包括突发中毒事件的初步信息，应当说明信息来源、危害源、危害范围及程度、事件性质和对人群健康影响的初步判定等，也要报告已经采取和准备采取的控制措施等内容。

（2）进程报告：内容包括事件危害进展、新的证据、采取的措施、控制效果、对事件危害的预测、计划采取的措施和需要帮助的建议等。进程报告在事件发生的初期每天报告，对事件的重大进展、采取的重要措施等重要内容应当随时口头及书面报告，重大及特别重大的突发中毒事件至少每日进行一次进程报告。

（3）结案报告：内容包括事件发生原因、毒物种类和数量、波及范围、接触人群、接触方式、中毒人员情况、现场处理措施及效果、医院内处理情况等，还要对事件原因和应急响应进行总结，提出建议。结案报告应当在应急响应终止后7日内呈交。

二、突发中毒事件的信息管理

（一）突发中毒事件的信息发布

信息公开是行政工作的基本原则，接到中毒事件信息报告的地方人民政府、卫生行政主管部门，应当立即组织力量对获得的报告事项进行调查、核实、确认，采取必要的控制措施，并及时通报、公布调查情况。

国务院卫生行政主管部门负责向社会发布突发中毒事件的信息。必要时，可以授权省、自治区、直辖市人民政府和卫生行政主管部门向社会发布本行政区域内突发中毒事件的信息。

突发中毒事件信息发布应当主动、及时、准确、全面。

（二）信息预警

通过对监测信息的分析，依据突发中毒事件发生、发展规律，开展风险评估，预测突发中毒事件发生的可能性及对突发中毒事件特定人群危害的程度，并由人民政府或卫生行政部门对社会发出警示。突发中毒事件的预警根据发布时间与突发中毒事件的关系，可分为事前预警、事中预警和事后预警。

1.事前预警

事前预警指根据突发中毒事件的发生规律、发病趋势，以及相关的自然因素、环境因素变化等情况，针对突发中毒事件风险增大时发生的预警。例如，针对因天气变冷使用燃煤取暖的人增多的情况，发出一氧化碳中毒的预警；又如，针对有人使用来历不明的食品而发生中毒的事件，对特定范围内的人员发出不吃该食品的预警。

2.事中预警

事中预警指在突发中毒事件发生之后，根据中毒源的性质、强度或释放量、中毒途径、中毒人数、中毒程度、波及范围、接触人群特征和突发中毒事件控制措施实施情况进行评估、预测，当发现事态有扩大的可能时做出的预警。

3.事后预警

事后预警指在某次突发中毒事件处理完毕之后，发现类似突发中毒事件有可能发生的情况而发出的预警。但对于未来可能发生的中毒事件，也属于事前预警。例如，根据某地区进食河豚中毒死亡事件，发出预防河豚中毒的预警。

第二节　突发中毒事件现场调查

现场调查是明确中毒事件原因的主要方法，也是突发中毒事件现场处置的关键步骤。

一、现场流行病学调查

调查人员到达中毒现场后，应先了解突发中毒事件的概况。

（一）事件核实

接到突发中毒事件报告后，应立即采用电话核实或现场核实的方式对事件进行初步核实。核实内容主要包括以下六点。

第一，病例的临床特征，诊断、治疗方法和效果。

第二，发病经过和特点，发病数、死亡数及三间分布（时间、地区、人群）等。

第三，危及人群的范围和大小。

第四，中毒的初步判断及其依据。

第五，目前采取的措施和效果。

第六，目前的防治需求。

（二）制定病例定义

病例定义应包括事件的三间分布（时间、地区、人群）；多数病例或事故相关病例具有或特有的症状与体征（症状如头晕、头痛、恶心、呕吐、抽搐等；体征如发热、发绀、瞳孔缩小、病理反射等）；也可包括某些临床检验的阳性结果和（或）特殊解毒药的治疗情况。

（三）开展病例搜索

调查人员可参考以下方法搜索病例。

如果是工厂发生的职业中毒，应首先对相同岗位的人员开展搜索，然后对接触或可能接触相同有害因素的人员进行搜索。

如果是急性化学品泄漏，应对事故范围人员进行集中调查。

如果是化学品爆炸等事故，由于涉及范围较大或病例人数较多，应建议卫生行政部门组织医疗机构查阅门诊就诊日志、出入院登记、检验报告登记等，搜索并报告符合病例定义者。

（四）个案调查

个案调查是指对每一个患者开展访谈，可与病例搜索相结合同时开展。个案调查应使用统一的调查表，采用相同的调查方法进行。个案调查范围应结合事故调查需要和可利用调查资源等确定，避免因完成所有个案调查而延误后续调查的开展。

个案调查的主要内容包括以下四点。

1.人口统计学信息

姓名、性别、年龄、民族、职业、住址、联系方式等。

2.发病和诊疗情况

开始发病的症状、体征及发生、持续时间，随后的症状、体征及持续时间，诊疗情况及疾病预后，已进行的实验室检验项目及结果，等等。

3.接触史

职业中毒应调查患者岗位、作业时间、作业内容、作业地点，并且对患者做工作日写实，以明确其接触史。

4.其他个人高危因素信息

与类似病例的接触史、动物接触史、基础疾病史及过敏史等。

（五）描述流行病学分析

1.临床特征分析

临床特征分析即统计病例中出现各种症状、体征等的人数和比例，并按比例的高低进行排序（表6-1）。

表6-1　某化学中毒事故的临床体征分析

症状/体征	人数（n＝26）	比例（%）
头痛	26	100.0
咳嗽	26	100.0
呼出气有臭鸡蛋味	20	76.9
乏力	18	69.2
流泪	13	50.0
恶心	10	38.5
肺水肿	5	19.2
意识障碍	2	7.7

在化学中毒事件调查处置过程中，要特别重视临床体征的调查，如呼出气味、呕吐物气味、是否多汗、皮肤色泽等。可根据临床体征，初步判定可能致病因子（表6-2、表6-3、表6-4）。

表6-2　气味异常对应的可能致病因子

气味	可能毒物	气味	可能毒物
酒精味	乙醇、甲醇等	腐鱼味	磷化氢
芳香味	苯、甲苯、丁二烯等	水果味	醋酸戊酯、亚硝酸异戊酯、亚硝酸丁酯、异丙醇、丙酮
臭鸡蛋味	硫化氢、硫醇等	干草味	光气
刺鼻味	苯酚、强酸、强碱类	醋味	各种酸类
苦杏仁味	氰的无机或有机化合物	鞋油味	苯胺、硝基苯等
蒜味	有机磷农药、工业用乙炔等	梨味	水合氯醛

注：很多化学物可能散发雷同气味，因此不能以此作为鉴别品种的单一指标。两种以上化学品混合后气味可能有所改变，或一种化学物气味强将另一种气味掩盖。

表6-3 多汗对应的可能致病因子

多汗	可能毒物
全身性多汗	①急性有机磷农药、氨基甲酸酯类农药等中毒； ②急性五氯酚钠中毒； ③药物如毛果芸香碱、水杨酸盐、阿司匹林等中毒； ④急性中毒为危重时也可有多汗情况
早期出现大汗淋漓	①常见于急性有机磷农药中毒，尤其是其经皮肤吸收时，中毒症状不典型，但周身大汗则常是早期突出体征； ②急性五氯酚钠、二硝基酚中毒时大汗，全身如水淋
局部性多汗	常见于急性有机溶剂、有机汞、有机锡、四乙基铅等化学物中毒，以掌跖部多汗为主
病程中出现多汗	病情可能恶化

注：多汗是多种疾病的非特异性体征，因此要观察多汗的部位、程度及持续时间，并结合生活或职业暴露史、其他临床表现，才能正确判断其临床意义。

表6-4 不同皮肤色泽对应的可能致病因子

皮肤色泽	可能毒物
青紫色	常见于高铁血红蛋白症。主要见于亚硝酸中毒，也可出现在伯氨喹、碱式硝酸铋、磺胺类、苯丙砜、硝基苯、苯胺等中毒时
樱桃红色	部分急性一氧化碳中毒，也可见于氰化物中毒
黄疸	中毒性溶血性贫血、中毒性或药物性肝病
潮红色	急性酒精中毒，以及其他可致血管扩张的毒物、药物中毒
双手黄染	常见于接触三硝基甲苯、苦基胺或黄色染料的工作人员
皮肤损害	有时有些皮损可作为提示接触某类毒物的线索

二、突发中毒事件调查处置流程

突发中毒事件调查处置流程见图6-1。

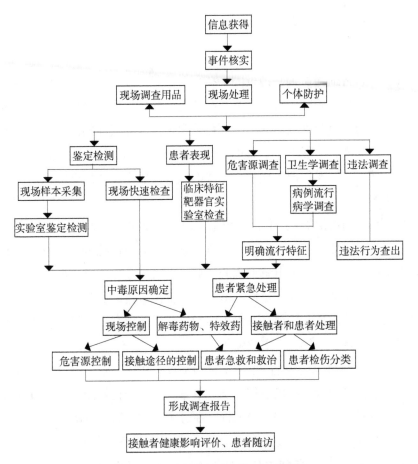

图6-1　突发中毒事件调查处置流程图

三、卫生学调查

（一）现场勘查

现场勘查环境状况、气象条件、通风措施、生产工艺流程等相关情况，并尽早进行现场空气中有害物质的浓度测定或结构定性。对现场勘查的资料做好记录，包括现场拍照、录音等。取证材料要有被调查人的签字。

（二）现场快速检测技术

1.检气管法

检气管法是将适当试剂浸泡过的多孔颗粒状载体填充于玻璃管中，当被测气体以一定流速通过此管时，被测组分与载体表面的试剂发生显色反应，根据生成的有色化合物的颜色深度或填充柱的变色长度确定被测气体的浓度。本法主要用于中毒原因的筛查，一般不可作为中毒原因的确证依据。检气管法具有体积小、质量轻、携带方便、操作简单快速、方法的灵敏度较高和费用低等优点。

2.仪器分析法

（1）电化学传感器法：电化学传感器通过与被测气体发生反应并产生与气体浓度成正比的电信号来工作。典型的电化学传感器由传感电极（或工作电极）和反电极组成，并由一个薄电解层隔开。通过电极间连接的电阻器，与被测气体浓度成正比的电流会在正极与负极间流动。测量该电流即可确定气体浓度。电化学传感器的运用范围广，目前已开发出多种电化学传感器，常见的被测气体有氨气、氯气、硫化氢、氧气、二氧化氮等。

（2）光离子化检测器法：光离子化检测器（PID）是一种兼具通用性与选择性的检测器，对大多数有机物都有响应信号。光离子化检测器不但具有较高的灵敏度，还可简便地对样品进行前处理。在分析脂肪烃时，其响应值可比火焰离子化检测器高50倍，具有较宽的线性范围（10^7），电离室体积小于50 μe，适合于配置毛细管柱色谱。PID使电离电位等于或小于光能量的化合物发生电离，因而不能检测电离电位远高于10.6 eV的N_2、O_2、CO_2、H_2O、CO、CH_4等气体，以及放射性气体。

（3）红外光谱法：便携式红外光谱气体测定仪是以红外光谱为基础的便携式气体测定仪。该仪器具有红外吸收特征标准谱库，软件可自动对谱库进行检索，匹配出适合的气体成分，对未知气体进行识别，可检测对红外光产生吸收作用的无机和有机化合物。对无红外光谱的单原子He、Ar等及H_2、O_2、N_2、Cl_2等同质双原子分子无法进行检测，与标准谱库相似度为0%的砷化氢、氯化氢、氰化氢、硫化氢也不能用红外光谱法测量。

目前运用较多的是傅里叶红外光谱仪，其原理是检测被测物的红外吸收光谱，经过傅里叶变换后与内置的标准图谱进行比对得到定性检测结果。

（4）拉曼光谱技术：其检测原理是当用短波长的单色光照射被测物时，小部分的光按不同的角度散射开来，产生散射光，在垂直方向观察时，除了与入射光有相同频率的散射，还有一系列对称分布的若干条很弱的与入射方向光频率发生位移的谱线，将这种图谱与标准图谱对照得出结果。理论上，只要光可以通过，该法就可以检测，隔着透明的玻璃瓶、塑料袋就可以检测其中的化学品，还可以对数十米甚至数千米以外的空气、云团进行遥测。其缺点是灵敏度较低。

（5）便携式色谱技术：该技术是在实验室气相色谱仪的基础上，通过对载气系统、分离系统、检测系统小型化后集成。一般配置火焰离子化检测器（FID）、电子捕获检测器（ECD）、光离子化检测器（PID）、热导检测器（TCD）和微氩离子检测器（MAID）。美国国家职业安全卫生研究所（NIOSH）的《NIOSH分析方法指南》中已有便携式气相色谱法检测如苯、三氯乙烯、四氯乙烯、环氧乙烷等挥发性有机化合物的方法。其准确度与灵敏度已与实验室设备相当，缺点是设备定性作用较差。

（6）便携式气相色谱-质谱联用技术：其原理是将实验室的气相色谱-质谱仪进行小型化，并进行防震设计，形成利于携带的便携式设备。主要分为便携式及车载式两类。便携式设备中质谱一般采用直接进样（或加入固相微萃取技术）的方法，也有采用低热容气相色谱分离技术的。其优点是灵敏度高，采集速度快，得到的检测结果准确度较高。车载式设备由于对于体积、重量没有过高的要求，因此可以采用经过改装的实验室设备，其检测结果甚至可以达到实验室检测的水平，可以实时采样分析，结果准确，价格昂贵。常见毒物中毒现场快速检测方法见表6-5。

表6-5　常见毒物中毒现场快速检测方法

毒物	快速检测方法	适用范围	最低检出浓度	干扰
氨气	检气管法	定性和半定量测定	2 mg/m³	碱性气体，以及异丙胺和三乙胺
	电化学氨气检测仪	定量测定	0.75 mg/m³	—
氯气	检气管法	定性和半定量测定	3 mg/m³	二氧化氮和氯胺
	电化学氯气检测仪	定量测定	3 mg/m³	—

毒物	快速检测方法	适用范围	最低检出浓度	干扰
硫化氢	检气管法	定性和半定量测定	7.5 mg/m³	二氧化氮
	电化学硫化氢检测仪	定量测定	0.1 mg/m³	—
砷化氢	检气管法	定性和半定量测定	0.01×10^{-6}	—
一氧化碳	检气管法	定性和半定量测定	10 mg/m³	乙炔
	不分光红外法	定量测定	0.1×10^{-6}	—
单纯窒息性气体	检气管法（氧含量测定）	定性和半定量测定	1%	
	电化学传感器法（氧含量测定）	定量测定	0.1%	
	红外传感器法（甲烷测定）	定量测定	0.1%	
苯系物	检气管法	定性和半定量测定	苯：3 mg/m³ 甲苯：4 mg/m³ 二甲苯：5 mg/m³	—
	PID法	定量测定	0.1×10^{-6}	—
氰化氢	电化学传感器法	定量测定	3 mg/m³	—

四、样品采集

中毒样品的采集应本着及时性、代表性、典型性、适时性和不污染的原则进行，并根据中毒类型及特点准备相应的采样仪器和用品。

（一）空气样品的采集

空气中的有害化学物质部分以气态（CO、SO_2、NH_3等）或蒸气态（汞、苯、丙酮等）存在，部分以气溶胶态（雾、烟、尘）存在，有的两种存在状态皆有。存在状态不同决定采样方法不同。

1.直接采样法

当空气中的被测组分浓度较高，或具有高灵敏度的分析方法时，直接采集少量空气样品就能满足检测需要。

（1）采气袋采样：由专用塑料或铝箔膜袋连接一个特制的采气用二联球构成。现场采样时先用现场空气冲洗采气袋3～5次，然后采样，再用乳胶帽封口，尽快检测分析。

（2）注射器采样：常用100 mL玻璃注射器采集有机样品，采样时先用现场空气冲洗采气袋3～5次，然后采样，再用乳胶帽封口，当天检测分析。

（3）真空罐采样：用耐压玻璃或不锈钢作为采样装置，预先抽真空至133 Pa左右，在采样现场将真空罐打开采气，然后关闭阀门，迅速送检。

2.浓缩（富集）采样法

当空气中被测组分浓度较低时，需将气体样品浓缩后采集。此法采样所得测定结果是采样时间内有害物质的平均浓度。

（1）液体吸收法：利用吸收液采集气态、蒸气态和某些气溶胶态有害物质。本方法使空气通过吸收液，将有害物质迅速溶解或经化学反应溶于其中。吸收液主要由有害物质和所用分析方法选定。常用的吸收液有水、水溶液和有机溶剂。液体吸收法的缺点是携带不便、吸收效率不高，用有机溶剂作为吸收液时，容易挥发而引起损失。

（2）滤膜法：使用动力装置使空气通过滤料，经机械阻留、吸附等方式采集空气中的气溶胶态物质。

常用滤料：玻璃纤维滤料用于农药、炸药的采集；微孔滤膜用于铅、镉等金属的采集；浸渍试剂滤料用于氟化物、异氰酸酯类物质的采集。

（3）固体吸附法：空气通过装有固体吸附剂的采样管时，被测组分被吸附剂吸附而浓缩。常用的固体吸附剂有活性炭、硅胶和高分子多孔微球。此法具有携带方便、吸收率高、采样量大、易保存等优点。

中毒现场浓缩法采样多采用有泵型采样器。低流量采样器（0～3 L/min）常用于在空气中以气态或蒸气态存在的有害物质，如苯、氨、汞等的采样。高流量采样器（大于3 L/min）常用于气溶胶态物质的采样，如铅、镉等金属物质。常见化学中毒空气样品现场采集方法见表6-6。

表6-6　常见化学中毒空气样品现场采集方法

毒物	采样方法
氨气	使用串联的两支大型气泡吸收管，装有0.005 mol/L稀硫酸溶液作为吸收液，流量0.5 L/min采集15分钟
氯气	使用大型气泡吸收管，装有甲基橙-乙醇溶液作为吸收液，流量0.5 L/min采集15分钟
硫化氢	串联两支多孔玻板吸收管，装有0.2%亚砷酸钠-碳酸铵溶液10 mL，流量0.5 L/min采集15分钟
一氧化碳	使用不分光红外光度法现场进行
苯系物	采用活性炭管采集，设置流量为0.1 L/min，采集15分钟左右（视现场实际情况而定）。当事故现场浓度较高时，也可以采用采气袋（注射器）直接采样
乙腈、丙烯腈	以500 mL/min流量采集15分钟空气于活性炭管上
丙酮氰醇	串联两支装有5.0 mL吸收液（4 g/L氢氧化钠溶液）的大型气泡吸收管，以200 mL/min流量采集15分钟空气样品
氰化氢	串联两支装有2.0 mL吸收液的小型气泡吸收管（40 g/L氢氧化钠溶液），以200 mL/min流量采集10分钟空气样品

3.气体样品采集的注意事项

采样地点的确定应以使采样的样品具有代表性和能满足检测目的为原则。采样高度一般为人的呼吸带高度（1.2 m左右），也可视实际情况而定。

事先应详细检查仪器设备，采样时应在同一地点至少采集两个平行样品。

在中毒现场采集时，采样人员需根据现场情况做好个体防护措施，防止发生自身中毒事件。

（二）液体样品的采集

液体样品主要是水样（包括环境水样、排放的废水水样及废水处理后的水样、饮用水水样、高纯水水样）、饮料样品、油料样品（包括各种石油样品和植物油样品）及各种溶剂样品等。

液体样品的采集一般使用玻璃或者聚乙烯等塑料类容器。采样量300～500 mL。对于散装、均一、稳定的液体样本（如水、乳制品、酒或其他饮料、食物油等），一般采用密闭性较好的玻璃器皿收集和存储500 mL以上的样品。对于不便混匀的样品，可选用大容器盛装，或采用虹吸法分层取样，每层各取500 mL左右，分别装入小口瓶中。易挥发样品应充满容器并保证气密性。对于见光易分解的样品应使用棕色的玻璃采样瓶盛装。对于有固定包装的样本，除采集剩余样本外，还可直接采集原包装样本。

液体样品的采集也可采用吸附剂吸附富集的方法，特别是液体样品有害物质组分含量较低时可用适当的吸附剂制成吸附柱，在采样现场让一定量的样品液体流过吸附柱，然后将吸附柱密封好，带回实验室分析。

采集液体样品的容器一般需要用酸和碱溶液多次清洗，然后使用自来水和蒸馏水依次冲洗，最后在烘箱中烘干备用。如果玻璃采样瓶比较脏，可先使用洗液清洗，除去容器内的脏物质后，再使用自来水和蒸馏水依次冲洗，并在烘箱中烘干备用。

（三）固体样品的采集

固体样品如各种食品、土壤等，一般使用玻璃样品瓶收集500 g以上的样品并密闭保存。如有条件可使用铝箔将上述样品瓶包装后储存。

采集被污染的土壤样品时，应根据对事件现场状况的调查，依据有毒物的印迹和气味并综合考虑地势、风向等因素，初步界定事件对土壤的污染范围，可直接采集表面5 cm土样，采样点不少于3个，并注意采集2～3个对照点。

（四）生物材料的采集

1.血液样品的采集

血液样品是确诊中毒最主要的样本之一。一般采集中毒患者静脉血10～15 mL，放入加入抗凝剂的有螺口的无菌容器或无菌培养瓶中，轻轻摇晃使血液与抗凝剂混匀。

采集血液样品时的注意事项包括以下三点。

（1）根据不同毒物在血液中的半衰期确定最佳采样时间，如一氧化碳中毒，需在8小时内采集中毒患者血液，测量其碳氧血红蛋白量，超过8小时则可能导致碳氧血红蛋白量下降。

（2）选择适合的容器，如疑为百草枯中毒的患者，不能使用玻璃瓶盛装其血液，因为玻璃可使百草枯发生变化，可能导致无法检测。

（3）对于易从样本中逸出的毒物要注意密封保存，并尽快测定，如采集一氧化碳中毒患者的血液样本，采集后应立即密封。

2.尿液样品的采集

毒物常以原形或其代谢产物的形式排泄，因此尿液也是一种重要的生物样品。尿液可直接收集、导出或用注射器抽取，无尿者也可收集膀胱冲洗液。

可采集24小时混合尿、晨尿及某一段时间的一次尿，采样量应不少于50 mL，收集于聚乙烯瓶或硬质玻璃瓶中（具塞或加盖）。

尿液的采集应注意采集时间。一些毒物在中毒初期尿检呈阴性，如百草枯一般要在中毒后两小时采集。

3.毛发

毛发能反映不同时期的营养吸收情况，有助于判断有毒元素进入人体内的程度，还可以反映过去一段时间内微量元素的吸收和代谢状况，常用于慢性中毒患者生物样品的检测。为了反映近期机体状况，通常取枕部距头皮3 cm内的发段，经洗净干燥后即可检测。

4.呼出气

一些有机溶剂进入机体后，可以经呼出气排出，如甲醇、乙醇、苯、甲苯、氯乙烯、丙酮等，可以通过检验呼出气中毒物的浓度，测定毒物进入机体的量。

通常采集混合呼出气或终末呼出气（肺泡气）作为检验样品。采集呼出气用的采气管或采气袋应有好的密封性。常用的采气器为铝塑复合膜采气袋和两端有三通活塞的玻璃管。采样器的体积至少25 mL。采集的呼出气应尽快检验，一般不能长时间保存。肺功能不正常者一般不宜采集呼出气作为生物监测样品。

5.胃内容物和呕吐物的采集

胃内容物和呕吐物是确定中毒毒物的最好样本。

洗胃液最好采集最初抽出的液体（高锰酸钾洗胃后的胃液检测意义不大）。在收集尸检材料中的胃内容物时，应注意收集底部的胃液。当采集的胃内容物量较大时，可先倾倒入一个较大的玻璃漏斗内，漏斗的出口先塞住，混在胃内容物中的结晶和粉末将沉淀在漏斗底部，然后分别收集上层液体和下层固体。

胃内容物的收集时效性强，错过即不能弥补。所采集的样本可用玻璃、聚乙烯或聚四氟乙烯的器皿盛装，避免使用金属器皿。采样量最好在100 mL（g）以上。

五、中毒事件的确认与鉴别

（一）确认的原则性标准

化学中毒事件的原因确认，一般从以下三个方面进行。

第一，中毒患者有明确的某毒物接触史。

第二，中毒患者的临床表现与该毒物的中毒症状类似。

第三，现场检测到该毒物，或患者生物样品中能够检测到该毒物的生物标志物，但该项不是必要条件。因为当事故发生后，现场检测（采样）的时间滞后性可能会使有害物质的浓度大大降低，导致检测不出有害物质，因此只要前两项已经确定成立即可判定。

（二）常见毒物的中毒特征及鉴别

常见毒物的中毒特征及鉴别见表6-7。

表6-7 常见毒物的中毒特征及鉴别

种类	特征	鉴别
氨气	①流行病特点：主要经呼吸道吸入进入人体，氨水也可经胃肠道吸收。接触氨的常见机会：输氨管道、储氨钢瓶或储槽意外破损爆裂，检修过程中液氨外逸；硫铵、碳酸氢铵、尿素、氨水等多种化肥制造；制碱、制药、鞣皮、塑料、树脂、染料、炸药、合成纤维等各种有机化学工业；用作冷冻剂、防冻剂和石油精炼、炼钢等工业；偶见于喷洒氨水。 ②临床表现：以呼吸系统损害为主，常伴有眼、皮肤、黏膜的灼伤	氯气、二氧化硫、一甲胺
氯气	①流行病特点：主要经呼吸道吸入进入人体。接触氯气的常见机会：氯气的制造，如食盐电解；氯的运输和储存，液氯钢瓶、液氯蒸发罐和缓冲罐的意外爆炸，输氯管道爆裂，液氯钢瓶超装、错装、运输途中曝晒；氯碱工业、漂白剂、消毒剂、溶剂、颜料、塑料、合成纤维等的制造；制药业、皮革业、造纸业、印染工业，以及医院、游泳池、自来水消毒等方面的应用。 ②临床特征：以呼吸系统损害为主	氨气、二氧化硫

种类	特征	鉴别
硫化氢	①流行病学特点：硫化氢主要通过呼吸道吸收进入人体。接触硫化氢的常见机会：清理蓄粪池、污水沟、下水道等；造纸、工业废物处理、酿造、甜菜制糖等；鱼舱；石油和天然气开采；其他，如液体肥料储存和生产、人造纤维生产、制毡行业、橡胶硫化、硫染工艺等。 ②临床特征：以中枢神经系统和呼吸系统损害为主，重症患者常出现猝死	一氧化碳、氰化物、单纯缺氧（二氧化碳、氮气、甲烷、惰性气体等）及急性有机溶剂中毒
砷化氢	①流行病学特点：砷化氢主要通过呼吸道吸入进入人体。接触砷化氢的常见机会：含砷矿石、矿渣遇酸或水；生产合成染料、电解法生产硅铁、氰化法提取金银等生产工艺。 ②临床特征：以急性血管内溶血、急性肾功能损害为主	感染性疾病：败血症、伤寒、肾综合征出血热、甲肝、黄热病等
一氧化碳	①流行病学特点：一氧化碳通过呼吸道吸收进入人体。接触一氧化碳的常见机会：炼钢、炼焦等冶金生产；煤气生产；煤矿瓦斯爆炸；氨、丙酮、光气、甲醇等的化学合成；使用煤炉、土炕、火墙、炭火盆等；煤气灶或煤气管道泄漏；使用燃气热水器；汽车尾气；使用其他燃煤、燃气、燃油动力装备等。 ②临床特征：以中枢神经系统损害为主的临床表现	硫化氢、二氧化碳、氮气、甲烷和氰化氢中毒、窒息性气体
单纯窒息性气体	①流行病学特点：经呼吸道吸入进入人体。常见接触机会：清理纸浆池、沉淀池、酿酒池、沤粪池、糖蜜池、下水道、蓄粪坑、地窖等；工地桩井、竖井、矿井等；汽水和啤酒等饮料、干冰、灭火剂、发酵工业的生产；乙炔、氢气、合成氨及炭黑、硝基甲烷、一氯甲烷、二氯甲烷、三氯甲烷、二硫化碳、四氯化碳、氢氰酸等物质的化学合成；反应塔/釜、储藏罐、钢瓶等容器和管道的气相冲洗等。 ②临床特征：以中枢神经系统损害为主，重症患者常出现猝死	一氧化碳、硫化氢
苯及苯系物	①流行病学特点：苯及苯系物可经过呼吸道、胃肠道和皮肤、黏膜进入体内，其中呼吸道吸收是群体性中毒事件的主要接触途径。接触苯及苯系物的常见机会：作为稀释剂、萃取剂和溶剂，用于油漆、喷漆、油墨、树脂、人造革和粘胶等作业场所；苯及苯系物的生产和运输；作为化工原料，用于制造塑料、合成橡胶、合成纤维，以及香料、药物、农药、树脂等作业场所。 ②临床特征：以中枢神经系统损害为主	单纯窒息性气体、一氧化碳、硫化氢

续表

种类	特征	鉴别
甲醇	①流行病学特点：甲醇主要是经口摄入进入人体，绝大多数为食源性中毒，也可经过呼吸道和皮肤、黏膜吸收。接触甲醇的常见机会：摄入含有甲醇的假酒和饮料，或甲醇汽油；生产"固体酒精"火锅燃料；甲醇的生产和运输；生产甲醛、甲胺、摄影胶片、塑料、杀菌剂、油漆稀料、染料、甲醇汽油、橡胶、树脂等作业场所。 ②临床特征：以中枢神经系统、视神经损害和代谢性酸中毒为主	乙醇、异丙醇、乙二醇
氰化物	①流行病学特点：氰化物可经呼吸道、胃肠道和皮肤、黏膜吸收进入体内。接触氰化物的常见机会：化工生产过程中生产氰化物或用氰化物作为原料制造药物、染料、合成有机树脂等；电镀行业如镀铜、镀铬等；采矿业（提取金、银、锌等）；塑料、尼龙等高分子聚合物燃烧产物。 ②临床特征：以中枢神经系统损害为主的临床表现，重症患者常出现猝死	硫化氢、一氧化碳、有机溶剂、单纯窒息性气体、致痉挛性杀鼠剂

第三节 个人防护

进行化学中毒事件现场调查和紧急医学救援时，首先要确保工作人员的安全，根据现场存在的可能有害因素的种类，穿戴、配备和使用个人防护用品。要求必须两人以上协同进行，并应携带通信工具。

一、防护用品分类

（一）头部防护

1.安全帽

防止物体打击、高处坠落伤害头部，防止污染毛发等。

2.防护头罩

防止头部、面部和颈部被散发在空气中的微粒污染。一般用于粉尘或气溶胶浓度较大的场所，如井下、煤场、固体原料库等。

（二）呼吸防护

按用途分为防尘、防毒、供氧三类。

按作用原理分为过滤式、隔绝式两类。

1.自吸过滤式防颗粒物呼吸器（防尘口罩/面罩）

自吸过滤式防颗粒物呼吸器用于空气中含氧19.5%以上的粉尘作业环境，防止吸入一般性粉尘，防御颗粒物等危害呼吸系统或眼/面部。

（1）面罩按结构分为随弃式面罩、可更换式半面罩和全面罩三类。

（2）NIOSH按口罩中间滤网的材质将口罩分为以下三种。

N系列：N代表not resistant to oil（非耐油），可用来防护非油性悬浮微粒，时限8小时。

R系列：R代表resistant to oil（耐油），可用来防护非油性及含油性悬浮微粒，时限8小时。

P系列：P代表oil proof（防油），可用来防护非油性及含油性悬浮微粒，无时限。

非油性颗粒物包括煤尘、水泥尘、酸雾、焊接烟、微生物等；油性颗粒物则包括油雾、油烟、焦炉烟等。

（3）按滤网材质的最低过滤效率，可将口罩分为下列三种等级。

95等级：表示最低过滤效率为95%。

99等级：表示最低过滤效率为99%。

100等级：表示最低过滤效率为99.97%。

2.自吸过滤式防毒面具

自吸过滤式防毒面具是利用净化部件的吸附、吸收、催化和过滤等作用除去环境空气中的有害物质后，将空气作为气源的防护用品。

自吸过滤式防毒面具按照面罩与过滤件的连接方式可分为导管式防毒面具和直接式防毒面具。面罩按结构分为全面罩和半面罩。

自吸过滤式防毒面具可防护不同的有毒气体或蒸气，防护种类取决于与面具连接的过滤件。过滤件的基本类型：A型用于防护有机气体或蒸气；B型用于防护无机气体或蒸气；E型用于防护二氧化硫或其他酸性气体或蒸气；K型用于防护氨及氨的有机衍生物；CO型用于防护一氧化碳气体；Hg型用于防护汞蒸气；H$_2$S型用于防护硫化氢气体。防护两种或两种以上类型的过滤件为多功能过滤件。

自吸过滤式防毒面具的使用注意事项包括以下六点。

（1）在未弄清作业环境中的毒物性质、浓度和空气中氧含量前，绝对禁止使用。当毒气浓度大于规定使用范围或空气氧含量低于18%时，不能使用自吸过滤式防毒面具（或防毒口罩/面罩）。

（2）使用前应检查部件和结合部的气密性，若发生漏气应查明原因。

（3）检查各部件是否完好：导气管有无堵塞或破损，金属部件有无生锈、变形，橡胶有否老化；螺纹接头有无生锈、变形，连接是否紧密；罐盖、罐底活塞是否齐全，罐盖内有无垫片，用力摇动时有无响声；面具袋内紧固滤毒罐的带、扣是否齐全和完好。

（4）在检查完各部件以后，对整套防毒面具连接后的气密性进行检查。

（5）在使用过程中严禁随意拧开滤毒罐（盒）的盖子，并防止水或其他液体进入罐（盒）中。

（6）防毒呼吸用品使用后应清洗和消毒。在清洗和消毒时，应注意温度，不可使橡胶等部件因受温度影响而发生质变受损。

3.长管式防毒面罩

长管式防毒面罩是利用物理方法将有毒区域外的新鲜空气经过密封的管引入供佩戴者吸用，主要由面罩、导气软管、连接接头组成。软管一般为内径30 mm的皱纹型软管，其长度不超过20 m。

长管式防毒面罩不受毒气种类、浓度和使用现场空气中氧含量的限制，而且结构简单，用于有毒气体成分不明或浓度高、氧含量少的环境中，是进入有毒设备检修和进塔入罐工作防止中毒的良好器材，但不适用于流动性频繁、流动范围大的场合中。

长管式防毒面罩的使用注意事项包括以下五点。

（1）长管进口处应放在上风处，有专人监护，管端高于地面30 cm，防止灰尘吸入人体。

（2）长管要放直，不得弯曲，不能缠绕，防止踩压管子，以利呼吸畅通。

（3）使用前应检查各部件是否齐全和完好、有无破损生锈，连接部位是否漏气等。

（4）使用前要进行气密性检查。方法是从上端起2 m用手抓紧软管做深呼吸，如没有空气从耳部和其他地方进入则说明该面具在2 m范围内的气密性良好。

（5）监护人员应在上风向，如在室内需用轴流风扇强行将毒气赶走，防止聚集。

4.正压式空气呼吸器

正压式空气呼吸器能提供正常呼吸所需要的空气。主要应用于火灾、毒气泄漏、挥发性液体泄漏、密闭空间等产生对人体有害的毒气、烟雾、悬浮于空气中的有害污染物或缺氧环境中。

正压式空气呼吸器的使用注意事项包括以下五点。

（1）使用前检查气瓶压力表指针是否在绿色范围内。满瓶气大约可维持30分钟。

（2）橡胶制品经过一段时间会自然老化而失去弹性，影响防毒面具的气密性。一般来说，面罩和导气管每年进行更新，呼吸阀每6个月应更换一次。若不经常使用且保管妥善时，面罩和呼吸管可3年更换一次，呼气阀每年换一次。

（3）呼吸器不用时应装入箱内，避免阳光照射，温度不高于40 ℃。存放位置固定，方便紧急情况时取用。

（4）使用的呼吸器除日常现场检查外，应每3个月（使用频繁时，可少于3个月）进行一次检查。

（5）空气呼吸器使用的压缩空气钢瓶绝对不允许用于充氧气。所用气瓶应按压力容器规定定期进行耐压试验和检验，合格后方可使用，且应在气瓶规定的有效期内使用。

5.呼吸防护用品气密性检查

在每次使用呼吸防护用品时，应首先对所佩戴的呼吸防护器进行气密性检查，以确定使用人员面部与面罩之间是否有良好的密合性。

（1）负压气密性检查：

简易型面罩负压气密性检查方法：使用者用双手或用一个不透气的材料（如塑料袋）盖住面罩，然后使劲吸气，如果面罩密合良好，面罩将会向内略微塌陷。若感觉有气体从密封垫或鼻夹处漏入，需重新调整面罩位置、头带松紧和鼻夹形状等，直到没有泄漏为止。

橡胶面罩负压气密性检查方法：使用者用手将过滤元件进气口堵住，或将进气管弯折阻断气流。缓缓吸气，面罩会向内微微塌陷，屏住呼吸数秒，若面罩继续保持塌陷状态，说明密合良好，否则应调整面罩位置和头带松紧等，直至没有泄漏感。

（2）正压气密性检查：

简易型面罩正压气密性检查方法：使用者用双手或用一个不透气的材料（如塑料袋）盖住面罩，然后使劲呼气，如果面罩密合不好，使用者会感觉有气流从泄漏处吹出，需重新调整面罩位置、头带松紧和鼻夹形状等，直到没有泄漏为止。

橡胶面罩正压密性检查方法：使用者用双手堵住呼气阀，然后缓缓呼气，面罩会稍微隆起，若面罩能维持少许正压而无明显泄露感，说明密合良好。对某些有呼气阀设计的呼吸防护用品，检查时有可能需要取下阀盖，否则会干扰检查，在这种情况下，正压气密性检查不宜常做。

6.呼吸防护器材的选定

选定呼吸防护器材时，首先要对化学事故现场某种毒物的阈限值、短期暴露极限和现场泄漏物的浓度有所了解，以便判定、选择满意的呼吸防护器材。

（三）眼睛和面部防护

在应急事件中，通常整个面部都需要防护，以避免飞动的微粒、外来物体、腐蚀性化学物质的伤害。

1.一般防护眼镜

一般防护眼镜应戴在脸上，并紧紧围住眼眶，对眼睛起一定的防护作用，可阻隔尘埃、飞屑（玻璃碎片）、化学品飞溅及烟雾。

2.防冲击护目镜

防冲击护目镜的防护镜片有一定的防冲击作用，可阻隔微粒、飞屑、碎片的冲击。

3.防腐蚀液眼镜/面罩

防腐蚀液眼镜/面罩能够防御酸、碱等有腐蚀性的化学液体飞溅对人眼/面部产生的伤害，适用于在酸碱环境下的操作，隔绝雾气与眼睛的接触，防止伤害。

（四）手部防护

手部防护工具主要是手套，根据不同的工作环境及工作类型可选用不同的防护手套，主要有耐酸碱手套、电工绝缘手套、电焊手套、防X线手套、石棉手套等。

（五）躯干防护

1.防护服分类

化学防护服的分类较多，一般分为轻型防护服和重型防护服。

（1）轻型防护服：一般采用尼龙涂覆PVC制成，重量较轻，适用于危险场所作业的全身保护，可以防止一般性质的酸碱侵害，不用配备呼吸器。重量一般为0.5 kg。

（2）重型防护服：通常采用多层高性能防化复合材料制成，具有防撕裂、防扎耐磨、阻燃、耐热、绝缘、防水密封等优异性能，能够全面防护各种有毒有害的液态、气态、烟态、固态化学物质，生物毒剂，军事毒气和核污染。重型防护服一般配备呼吸器，防护服重量一般为6 kg。

2.美国OSHA防护服分类

（1）A级：表示最大的危险程度，可能会对人的呼吸系统、眼睛或皮肤造成伤害，这些伤害可能来自有毒蒸气、气体、微粒、化学飞溅或有毒材料。该类防护服为全封闭气密性化学防护服，这种防护服必须具备空气呼吸器或管路式呼吸器和适当的附件。

（2）B级：表示环境要求最高等级的呼吸保护，但对皮肤保护的要求不高，为全封闭非气密性防护服。需要与空气呼吸器及化学防护靴、手套配合使用。该类防护服能够防止液态物质的渗透，但不能防止有害蒸气或气体的渗透，主要侧重于防护液态有毒物质，而非气态有毒物质。

（3）C级：主要应用于较低等级的呼吸危害和较低等级的皮肤危害同时存在时。一般需要与过滤式空气呼吸装备及化学防护靴、手套配合使用。

（4）D级：适用于一般工作环境，对使用者可能接触到的有害粉尘、化学试剂起到最初级的防护作用。主要应用于粉尘防护和少量低浓度化学液体喷溅环境中。对皮肤及呼吸系统均不具备防护性能。

（六）足部防护

足部防护需要满足防砸、绝缘、防静电、耐酸碱、耐油、防滑、防刺割、防高低温伤害等要求。

（七）其他防护

其他防护用品如防坠落的安全带、安全绳等。

二、突发中毒事件的应急防护

（一）突发中毒事件的防护应遵循总体原则

首先，在进入有人员死亡的未知危害隔离区时，必须采用A级呼吸和皮肤防护装备。

其次，在涉及进入伴随纵火或确知发生煤气中毒事件的有限空间，且没有进行适当通风处置时，必须采用B级呼吸防护装备。

再次，采用C级呼吸防护时，应根据呼吸危害的性质，选择适宜的尘毒过滤元件。

最后，如现场存在坠落风险，应使用头部防护、坠落防护等装备。

（二）各级突发中毒事件防护对策

各级突发中毒事件防护对策见表6-8、表6-9、表6-10。

表6-8　一级突发中毒事件防护对策

风险区	风险模式	防护对策
隔离区	化学毒剂、有限空间泄漏 化学毒剂、开放空间泄漏 高毒化学品、有限空间泄漏	A级呼吸和皮肤防护装备
	高毒化学品、开放空间泄漏	A级或B级呼吸和皮肤防护装备
	高毒化学品、无皮肤毒害	B级呼吸、D级皮肤防护装备
防护支援区	化学毒剂 有毒化学品、皮肤危害	C级呼吸、C2级皮肤防护装备
	有毒化学品、无皮肤危害	C级呼吸、D级皮肤防护装备
	担任对受害人员洗消任务	C级呼吸、C1级皮肤防护装备
安全支援区	接近温区、风险较大	D级皮肤、携带C级呼吸防护装备
	无风险或风险小	D级防护装备

表6-9　二级突发中毒事件防护对策

风险区	风险模式	防护对策
隔离区	高毒化学品、有限空间泄漏	A级呼吸和皮肤防护装备
	高毒化学品、开放空间泄漏	A级或B级呼吸和皮肤防护装备
	高毒化学品、无皮肤毒害	B级呼吸、D级皮肤防护装备
防护支援区	有毒化学品、皮肤危害	C级呼吸、C2级皮肤防护装备
	有毒化学品、无皮肤危害	C级呼吸、D级皮肤防护装备
	担任对受害人员洗消任务	C级呼吸、C1级皮肤防护装备
安全支援区	接近温区、风险较大	D级皮肤、携带C级呼吸防护装备
	无风险或风险小	D级防护装备

表6-10　三级突发中毒事件防护对策

风险区	风险模式	防护对策
防护支援区	未知中毒、有不明液体、有受害人死亡、有限空间泄漏	B级呼吸和皮肤防护装备
	已知危害、有不明液体、有受害人伤亡、有限空间泄漏	C级呼吸、C1级皮肤防护装备
	未知或已知危害、无受害人死亡且实施洗消处置时	C级呼吸、C1级皮肤防护装备
	未知或已知危害、无受害人死亡	C级呼吸、C2级皮肤防护装备
	已知危害、无受害人死亡、无皮肤危害	C级呼吸、D级皮肤防护装备
安全支援区	执行各类任务	D级防护装备

第四节　突发中毒事件现场处置

各级政府是突发中毒事件应急处置指挥协调的主体。根据事件的严重程度，按照属地管理、分级响应的原则，迅速调集卫生应急专业队伍和相关资源，开展突发中毒事件现场处置和卫生应急救援工作。

一、分区

（一）分区的方法与原则

根据引起突发事件的危害源性质、现场周边环境、气象条件及人口分布等因素，事件现场危险区域一般可分为热区、温区和冷区三类。

1.热区（红区）

热区（红区）指紧邻事件现场危害源的区域，一般用红色警示线（热线）将其与外界区域分隔开来，在该区域内从事救援工作的人员必须配备防护装置，以免受到污染或物理伤害。

2.温区（黄区）

温区（黄区）指紧挨热区的区域，在该区域内工作的人员应穿戴适宜的个体防护装置避免二次污染。一般以黄色警示线（温线）将该区域与外面的区域分隔开来，该警示线也称洗消线，所有离开此区域的人必须在该线处进行洗消处理。

3.冷区（绿区）

冷区（绿区）指洗消线以外的区域。患者的抢救治疗、应急支持、指挥机构设在此区。通常使用绿色警示线（冷线）将该区域与外面的区域分隔开来，在绿线外设置公共聚集区。

（二）不同区域对人员活动的要求

红区只限佩戴相应防护用具的专业人员进入。黄区内的人员应佩戴适当的防护用具，从该区域进入冷区必须进行洗消处理。患者的抢救治疗、指挥机构均设在绿区内。

伤亡人员一般应先由消防人员通过特定通道转移出热区（红区），再交给位于温区的救护人员，救护人员应避免自身被污染。

被污染的伤亡人员应在洗消后才能转移出温区。洗消区分两种：一种是处理伤亡人员的；另一种是处理穿戴防护服的救援人员的。

在转运至医疗机构前，应对伤员进行分类，以使不同情况的伤员能及时得到最有效的救治。

处理突发事件时，应注意控制公众、新闻记者、观光者及其他试图进入现场的无关人员。应设立冷线（绿区），控制无关人员进入。

二、危险化学品泄漏事故中的人员疏散

在危险化学品泄漏事故中，必须及时做好周围人员及居民的紧急疏散工作。

疏散距离分为两种：一是紧急隔离带，是以紧急隔离距离为半径的圆，非事故处理人员不得入内；二是下风向疏散距离，是指必须采取保护措施的范围，即该范围内的居民处于有害接触的危险之中，可以采取撤离、密闭住所窗户等有效措施，并要求居民保持通信畅通以听从指挥。

由于夜间气象条件对毒气云的混合作用要比白天小，毒气云不易散开，因而夜间下风向疏散距离比白天时远。

危险化学品泄漏事故中的人员疏散距离应结合事故现场的实际情况，如泄漏量、泄漏压力、泄漏形成的释放池面积、周围的建筑或树木的情况，以及当时的风速等进行修正。例如：泄漏物质发生火灾时，中毒危害与火灾/爆炸危害相比就处于次要地位；若有数辆槽罐车、储罐或大钢瓶泄漏，应增加疏散距离；如果泄漏形成的毒气云从山谷或高楼之间穿过，因大气的混合作用减弱，疏散距离应增加。白天气温逆转或在有雪覆盖的地区，或者在日落时发生泄漏，如伴有稳定的风，也需要增加疏散距离。因为在这类气象条件下污染物的大气混合与扩散比较缓慢（毒气云不易被空气稀释），顺下风向飘得较远。另外，液态化学品泄漏时，如果物料温度或室外气温超过30 ℃，疏散距离也应增加。

三、现场应急洗消

洗消是指运用物理和化学的处理方法，减少和防止由涉及危险品事件的人员和装备携带的污染物蔓延扩散的过程。

通过洗消可以降低事故现场的毒性，减少或消除毒物对环境的污染，减少人员伤亡，降低事故的损失。

（一）应急洗消的基本方法

1.物理洗消方法

通风消毒法：适用于局部空间内的小范围空气消毒。

吸附消毒法：利用具有较强吸附能力的物质来吸附化学毒物，常用的吸附剂有活性炭、活性白土、吸附垫、棉花、纱布等，主要用于液体毒物的局部消毒。

机械转移消毒法：采用铲去、（用沙土或煤渣）覆盖、掩埋的方式，来降低事故现场毒物浓度。

溶洗消毒法：用棉花、纱布等浸以汽油、酒精、煤油等溶剂，将染毒物表面的毒物溶解擦洗掉。

2.化学洗消方法

中和法：处置现场的强酸、强碱或具有酸碱性的毒物时，消毒剂需配成稀的水溶液使用，以免引起新的酸碱伤害，中和消毒完毕后需用大量水清洗。

氧化还原法：利用氧化反应或还原反应，使有毒物变成无毒物或低毒物。

催化法：在催化剂的作用下，使有毒物加速生成无毒物的方法。

络合法：利用某些络合剂与毒物发生络合反应，将有毒分子化学吸附在含有络合剂的载体上，从而丧失其毒性，适用于氰化氢、氨、氰根的消毒。

3.生物洗消方法

利用一些生物来杀灭或清除病原微生物的方法称为生物洗消法。该过程缓慢，效果不稳定，在中毒事故处置中应用较少。

（二）洗消的基本原则

第一，洗消场所要密封，热水要充足。

第二，一般用大量的、清洁的或加温的热水洗消，有时用加入相应消毒剂的水洗消。

第三,由相应的检测人员实施检测。

第四,洗消必须彻底。

第五,洗消后的废水要收集处理。

（三）洗消时的人员防护

条件允许时应穿戴必要的防护器材,特别是在处理毒性大、腐蚀性强的中毒事故时,洗消人员应佩戴C级防护用品。还应选择合适的场所进行洗消操作。

洗消时应尽可能避免直接接触被污染的物品。

洗消作业后,救援人员应进行全面、彻底的全身洗消,在此前不得饮食及吸烟。

洗消者在洗消时应处于被洗消对象的上风向,避免扬起灰尘。工作结束后应对使用过的器材彻底洗消,无用者应焚烧或深埋。

（四）洗消的一般步骤

1.人员的洗消

洗消救援人员需穿上C级防护服才能进入污染区。进入污染区后给伤员挂上标牌,标注有无伤口、骨折及毒物情况。注意标牌全程跟随伤员,系在手臂等位置,洗消结束后在标牌上注明洗消的相关情况。

三人平托伤员至洗消担架上,整体搬动。去除伤员衣物及皮肤表面的污物。剪去伤病员的衣服,同时剪去污染的头发、夹板、绷带（如果有活动性出血的伤口,应在洗消区剪开绷带并洗消伤口,更换绷带）,污染物放于黄色垃圾袋中。

贵重物品放入贵重物品袋,并登记和标记。

将担架向前挪动,进入洗消区。

第一步洗全身:第一遍先用温水冲洗全身,注意使用淋浴喷头和毛刷;第二遍用洗消液（肥皂水）;第三遍再用温水反复冲洗,共5~10分钟。注意颈部、背部、腋窝、腹股沟、指缝、指甲的洗消。

第二步伤口处理:常规清创,切除坏死组织,用手术器械暴露创面,较深的非贯通伤用注射器吸取生理盐水和0.5%次氯酸盐冲洗、吸引器吸引,伤口再次包扎并固定。

第三步眼部洗消：用眼部洗消器洗眼睛（按压把手50次，压力为2.5 bar），洗消10～15分钟，洗完后用小棉签在外眼角擦拭，并滴入眼药水。

第四步其他器官洗消：口（用血管钳夹湿棉球反复擦拭）、鼻（用大棉签反复擦拭）、外耳道（耳郭用湿棉球，外耳道用小棉签）、脸部（用湿纱布擦拭）。

洗消后用毛巾擦干。洗消结束后在标牌上勾好洗消方式、部位等。

洗消后的废水应收集，经消毒处理后排放。洗消后的医疗废品放入黄色垃圾袋。

2.地面、墙壁的洗消

对于室外地面可以待其自净，也可采用药物处理、火烧和机械铲除法处理。药液可选用含氯洗消剂，如次氯酸钙、三合二，每平方米1 L，时间为15～60分钟，可用洗消车进行喷洒作业。对于车辆无法通行的面积较小的区域，可用喷枪进行喷洒。

若地表生有杂草，可用火烧处理，必要时浇以汽油或煤油，点火焚烧，但一定要注意防止引起火灾。

对于土质地面和雪层，还可用铲除法，实施时，利用推土机或铁锹，尽量从上风方向开始铲除，铲除厚度土层4 cm，雪层10～20 cm。

（五）救援人员的洗消

救援人员应当遵循未经过洗消的人员不能进入清洁区的原则。其随身带入污染区的设备、器材，在进行人员洗消前，必须留在洗消区入口处，由洗消人员进行专门处理。救援人员的洗消，应在专业洗消人员的配合下，依据其所着的防护服种类进行。

1.防护服洗消

（1）透气式防护服洗消：首先对有明显液滴或油状毒物污染的表面进行洗消。具体做法：由洗消人员使用军用毒剂消毒包依次轻轻拍打衣服表面，吸附去除沾染的毒物，再依次协助人员脱去手套、上衣、裤子和靴套，最后脱去面具，放入污染物袋中进一步处理。

（2）非透气式防护服洗消：用大量的清水冲洗，如果表面有严重的污染物，用相应的洗消液洗消。

2.局部洗消

局部洗消主要针对暴露的皮肤、个人器材和使用的用具。对于皮肤可用0.1%的高锰酸钾、1%～2%的来苏尔溶液擦拭1～2分钟。其他洗消剂可选用合适皮肤的浓度应用，如0.5%的过氧乙酸。没有上述条件时可用肥皂水、洗涤剂冲洗。擦拭时应自上而下并向同一个方向进行。

3.全面的身体洗消

全面的身体洗消是在对随身携带的其他对象（如防护服）洗消时或洗消后，在专门划定的洗消区对人体进行全面的洗消处理，多在撤出污染区时有组织地实施。

洗消方式最好用淋浴，每人耗水量不得少于50 L，用清水结合肥皂搓洗消除率可在99%以上。洗消顺序也是自上而下。注意毛发、耳窝、鼻孔、趾甲等容易忽略的部位的洗涤。对有些防护不好有可能被污染的部位，还要结合化学洗消剂进行洗消，如用0.02%过氧乙酸、0.3%过氧化氢、3%硼酸等低浓度洗消液漱口、洗眼睛等。

（六）洗消装备

1.洗消帐篷

洗消帐篷由帐篷及其附属的供电、供水等系统组成，形式多样，有的相对密封，内部可为正压或负压，主要用于化学灾害救援中的人员洗消。

洗消通道分为三部分：第一部分是去污室，第二部分是洗消室，第三部分是更衣室。帐篷前设置洗消池，主要用于进入帐篷前去除衣服表面的污染物。

洗消帐篷在每次使用后必须清洗干净，擦干晾晒后，方能收放。使用时，尽量选择在平整且磨损较小的场地搭设，避免帐篷破损。

2.高压清洗机

高压清洗机主要由长手柄带高压水管、喷头、开关、进水管、接头、捆绑带、携带手柄喷枪、清洗剂输送管、高压出口等组成。电源启动能喷射高压水流，需要时可以添加清洗剂。

高压清洗机主要用于清洗各种机械、汽车、建筑物、工具上的有毒污渍。不要使用带有杂质的液体和酸性液体，所有水管接口保持密封。避免电子元件触水，用后立即关机。

3.洗消液

人员洗消初期可用大量清水和肥皂水洗消。

常用的洗消剂包括以下三种。

（1）无机次氯酸盐：一种为0.5%的次氯酸盐溶液，用于人员冲洗和防毒面具的消毒；另一种为5%的次氯酸盐溶液，用于消毒剪刀、围裙、手套及头罩。

（2）有机氯类：具有较强的氯化、氧化能力，可消毒腐烂性毒剂及 V 类毒剂。具有一定的皮肤刺激性，消毒后必须用水冲洗干净。

（3）化学毒剂活性皮肤消毒液：对神经性毒剂、糜烂性毒剂均具有良好的消毒作用。染毒后，立即用海绵蘸湿该消毒液迅速擦拭染毒部位，然后用清水冲洗。

敌腐特灵应急冲洗液是突发化学事件发生时，应急救援人员必备的个人皮肤防护用品。当强酸、强碱、强氧化剂、强还原剂等腐蚀性化学品及腐烂性毒剂、刺激性毒剂等毒物污染人体后，迅速应用该品进行洗消，可使化学品迅速失去腐蚀性及毒性，从而有效避免人体化学灼伤及化学中毒。

第五节　现场医疗救援

现场医疗救援的处置得当与否与后续医院内救治的效果紧密相连，是"救援黄金十分钟"的重要体现，为整个突发中毒事件人员救治提供关键的技术支撑。

一、现场检伤分类

检伤分类也称伤员检别分类或治疗优先分类，是将受伤人员按其伤情的轻重缓急或立即治疗的可能性进行分类的过程。其基本理念是依据伤员主、客观数据，评估伤员伤势危急程度，建立病患优先救治的顺序，使急危重症伤员得到立即处置和治疗，以减少病患死亡和残障的可能，并提升救治效率。

（一）伤情分类标准和特征

世界卫生组织推荐的急救检伤分类标准如下。

红色标志（提示优先1级）：生命垂危，需要立即治疗，且有望救活的伤员。

黄色标志（提示优先2级）：没有立即生命危险，需要紧急但不是立即处理的伤员。

绿色标志（提示优先3级）：需要简单处理的伤员。

黑色标志（提示暂时放弃治疗）：患者的伤情超过目前已有的救治能力，如严重的辐射伤害或严重烧伤，当时当地无法救治或需要进行复杂手术而迫使医生不得不在这个患者和其他患者间做出取舍。

心理受到创伤需要安慰和镇静的患者没有特别的分类标志。

（二）常见化学中毒的检伤分类标准

常见化学中毒的检伤分类标准见表6-11。

表6-11　常见化学中毒的检伤分类标准

化学毒物	红标（具有下列指标之一）	黄标（具有下列指标之一）	绿标（具有下列指标者）	黑标（同时具有下列指标者）
急性氯气中毒	咳大量泡沫样痰、昏迷、窒息、严重呼吸困难	眼灼伤、皮肤灼伤	流泪、畏光、眼刺痛、流涕、呛咳等	意识丧失、无自主呼吸、大动脉搏动消失、瞳孔散大
急性硫化氢中毒	昏迷、咳大量泡沫样痰、窒息、持续抽搐	意识模糊、抽搐、呼吸困难	出现头痛、头晕、乏力、流泪、畏光、眼刺痛、流涕、咳嗽、胸闷等表现	意识丧失、无自主呼吸、大动脉搏动消失、瞳孔散大
急性氨气中毒	咳大量泡沫样痰、严重呼吸困难、昏迷、窒息	眼灼伤、皮肤灼伤	流泪、畏光、眼刺痛、流涕、呛咳等	意识丧失、无自主呼吸、大动脉搏动消失、瞳孔散大
急性单纯窒息性气体中毒	意识障碍、抽搐、发绀	—	头痛、头晕、乏力、心慌、胸闷等	意识丧失、无自主呼吸、大动脉搏动消失、瞳孔散大

续表

化学毒物	红标（具有下列指标之一）	黄标（具有下列指标之一）	绿标（具有下列指标者）	黑标（同时具有下列指标者）
急性一氧化碳中毒	昏迷、呼吸节律改变（叹气样呼吸、潮式呼吸）、休克、持续抽搐	意识模糊、抽搐	头昏、头痛、恶心、心悸、呕吐、乏力等表现	意识丧失、无自主呼吸、大动脉搏动消失、瞳孔散大
急性有机磷酸酯类杀虫剂中毒	意识障碍、咳大量泡沫样痰	肌颤	出现头晕、头痛、恶心、呕吐、多汗、胸闷、视物模糊、无力等症状	意识丧失、无自主呼吸、大动脉搏动消失、瞳孔散大
急性亚硝酸盐中毒	意识障碍、休克、抽搐	—	出现胸闷、心悸、乏力、口唇和指端发绀、恶心、呕吐等症状	意识丧失、无自主呼吸、大动脉搏动消失、瞳孔散大
急性甲醇中毒	昏迷、休克、库斯莫尔呼吸	谵妄状态、意识模糊、抽搐	头昏、头痛、乏力、恶心、呕吐等表现	意识丧失、无自主呼吸、大动脉搏动消失、瞳孔散大
急性苯系物中毒	昏迷、抽搐	谵妄状态、嗜睡、意识模糊	头昏、头痛、乏力、恶心、呕吐等表现	意识丧失、无自主呼吸、大动脉搏动消失、瞳孔散大
急性氰化物中毒	意识障碍、抽搐、呼吸节律改变（叹气样呼吸、潮式呼吸）、休克	—	头痛、头晕、恶心、呕吐、胸部紧束感等	意识丧失、无自主呼吸、大动脉搏动消失、瞳孔散大
急性致痉挛类杀鼠剂中毒	昏迷、持续抽搐、窒息	抽搐	出现头痛、头晕、乏力、恶心、呕吐等症状	意识丧失、无自主呼吸、大动脉搏动消失、瞳孔散大

二、现场急救方法

（一）急救原则

对急性中毒患者的抢救，应做到"脱离、阻断、救治"。

脱离是指使中毒患者迅速脱离事故现场及染毒环境，将患者转移至空气新鲜的上风向处，使毒物不再侵入体内，并加强现场的通风换气。

阻断是指应迅速阻滞毒物的吸入，对于吸入毒物的患者，应在立即撤离中毒现场的基础上，保持呼吸道通畅，吸氧，必要时可行人工通气。对于皮肤直接接触毒物的患者，应立即脱去污染的衣物，用清水洗净。眼部污染物可用流水反复冲洗。对于口服毒物的患者，要及时进行催吐、洗胃、导泻或灌肠来清除未吸收的毒物。

救治是指在现场开展救援工作。对呼吸心跳停止的患者要及时行心肺复苏术，对病情危重的患者立即给予病情检测并保护重要脏器功能。

（二）常见化学中毒急救措施

常见化学中毒急救措施见表6-12。

表6-12　常见化学中毒急救措施

毒物	现场急救措施
氨气	现场医疗救援首要措施是迅速将中毒患者移离中毒现场至空气新鲜处，脱去被污染衣服，松开衣领，保持呼吸道通畅，注意保暖。红标患者要立即吸氧，建立静脉通道，可使用地塞米松10~20 mg肌内注射或稀释后静脉注射。窒息者，立即予以开放气道；皮肤和眼灼伤者，立即以大量流动清水或生理盐水冲洗灼伤部位15分钟以上。黄标患者应密切观察病情变化，有条件时可给予吸氧，及时采取对症治疗措施。绿标患者在脱离环境后，暂不予特殊处理，观察病情变化
氯气	现场医疗救援首要措施是迅速将中毒患者移离中毒现场至空气新鲜处，脱去被污染衣服，松开衣领，保持呼吸道通畅，注意保暖。红标患者要立即吸氧，建立静脉通道，可使用地塞米松10~20 mg肌内注射或稀释后静脉注射。窒息者，立即予以开放气道；皮肤和眼灼伤者，立即以大量流动清水或生理盐水冲洗灼伤部位15分钟以上。黄标患者应密切观察病情变化，有条件时可给予吸氧，及时采取对症治疗措施。绿标患者在脱离环境后，暂不予特殊处理，观察病情变化
硫化氢	现场医疗救援首要措施是迅速将中毒患者移离中毒现场至空气新鲜处，脱去被污染衣服，松开衣领，保持呼吸道通畅，注意保暖。对于红标患者要保持复苏体位，立即建立静脉通道；黄标患者应密切观察病情变化。出现反复抽搐、窒息等情况时，及时采取对症支持措施。绿标患者脱离环境后，暂不予特殊处理，观察病情变化
砷化氢	现场医疗救援首要措施是迅速将中毒患者移离中毒现场至空气新鲜处，保持呼吸道通畅，松开衣领，注意保暖。心跳呼吸骤停者，立即予以心肺复苏治疗。中毒患者一般不需要现场医疗救治，应将所有接触者尽快送至有血液净化条件的医院治疗和医学观察

续表

毒物	现场急救措施
一氧化碳	现场医疗救援首要措施是迅速将患者移离中毒现场至空气新鲜处，松开衣领，保持呼吸道通畅，并注意保暖。有条件时应尽早给予吸氧。对于红标患者要保持复苏体位，立即建立静脉通道；黄标患者应密切观察病情变化。出现反复抽搐、休克等情况时，及时采取对症支持措施。绿标患者脱离环境后，暂不予特殊处理，观察病情变化
单纯窒息性气体	现场医疗救援首要措施是迅速将患者移离中毒现场至空气新鲜处，脱去被污染衣服，松开衣领，保持呼吸道通畅，并注意保暖。对于红标患者要保持复苏体位，吸氧，立即建立静脉通道，出现反复抽搐时，及时采取对症支持措施。绿标患者脱离环境后，暂不予特殊处理，观察病情变化
苯及苯系物	迅速将患者移离中毒现场至空气新鲜处；皮肤污染者，立即除去污染衣物，有条件时，协助消防部门对危重患者进行洗消。中毒患者应保持呼吸道通畅，有条件时予以吸氧，注意保暖。对于红标患者要保持复苏体位，立即建立静脉通道；黄标患者应密切观察病情变化。出现反复抽搐、休克等情况时，及时采取对症支持措施。绿标患者脱离环境后，暂不予特殊处理，观察病情变化
甲醇	经口途径中毒、意识清晰者，早期可进行催吐；经呼吸道吸入中毒者，迅速移离中毒现场至空气新鲜处；皮肤污染者，立即除去污染衣物，用清水彻底冲洗。中毒患者应保持呼吸道通畅，注意保暖，必要时以无菌纱布敷料或眼罩覆盖双眼，予以避光保护。红标患者要保持复苏体位，建立静脉通道，地塞米松10 mg肌内注射或稀释后静脉注射。黄标患者应密切观察病情变化。出现反复抽搐、休克等情况时，及时采取对症支持措施。绿标患者脱离环境后，暂不予特殊处理，观察病情变化
氰化物	经呼吸道和皮肤途径中毒的患者应立即移离中毒现场至空气新鲜处，保持呼吸道通畅。皮肤及黏膜污染者迅速脱去污染的衣物，以大量流动清水彻底冲洗污染皮肤或眼睛。经口途径中毒、意识清晰的患者，应立即进行催吐。中毒患者保持安静休息，可间断给予亚硝酸异戊酯吸入，有条件时可给予吸氧治疗。红标患者立即用3%亚硝酸钠溶液10～15 mL（6～12 mg/kg）缓慢静脉注射（2 mL/min），随后静脉注射25%～50%硫代硫酸钠溶液20～50 mL，必要时1小时后重复注射半量。如无亚硝酸钠也可用亚甲蓝替代，按5～10 mg/kg稀释后静注，随后立即给予硫代硫酸钠静脉注射（剂量同上）。出现反复抽搐、休克等情况时，及时采取对症支持措施。绿标患者脱离环境后，暂不予特殊处理，观察病情变化
亚硝酸盐	对于所有意识清晰的中毒患者立即予以催吐。当出现大批中毒患者时，应首先进行现场检伤分类，优先处理红标患者
盐酸克伦特罗	中毒患者一般不需要采用现场医疗救治措施，应立即就近转送至医院观察和治疗

毒物	现场急救措施
有机磷农药	经呼吸道和皮肤、黏膜途径中毒的患者应立即移离中毒现场至空气新鲜处，保持呼吸道通畅，脱去被污染衣服，用肥皂水或清水彻底清洗污染的皮肤（包括皱褶部位）、毛发。经口途径中毒、意识清晰的患者，应立即进行催吐。红标患者立即吸氧、建立静脉通道，保持呼吸道通畅，静脉注射 5 ～ 10 mg 的硫酸阿托品 10 ～ 15 分钟，可根据病情重复给药。有条件时可肌内注射 0.5 ～ 1.0 g 的氯解磷定。黄标患者应密切观察病情变化。出现呼吸节律明显不规律、窒息或严重缺氧休克等情况时，及时采取对症支持措施。绿标患者可暂不予特殊处理，观察病情变化
抗凝血类鼠药	急性抗凝血类杀鼠剂中毒后有较长的潜伏期，通常不需要在现场进行特殊处理。如患者出现大量呕血或咯血，应注意保持呼吸道通畅，建立静脉通道，维持生命体征稳定。中毒患者应就近转送至综合医院观察和治疗
致痉挛类鼠药	现场医疗救援首要措施是迅速控制中毒患者的抽搐发作，并保持呼吸道通畅。意识清晰的中毒患者应立即进行催吐，有条件时可给予活性炭（成人用量为 50 g，儿童用量为每千克体重 1 g）口服。对于红标患者要保持复苏体位，立即建立静脉通道，抽搐发作者，立即缓慢静脉注射地西泮或咪达唑仑，必要时可联合应用苯巴比妥钠。黄标患者应密切观察病情变化。出现呼吸节律明显不规律、窒息或严重缺氧等情况时，及时采取对症支持措施。绿标患者脱离环境后，暂不予特殊处理，观察病情变化

（三）现场急救方法

1.心肺复苏

心肺复苏（CPR）是指对早期心跳呼吸骤停的患者采取人工循环、人工呼吸、电除颤等方法帮助其恢复自主心跳和呼吸。它包括三个环节：基本生命支持、高级生命支持、心脏骤停后的综合管理。

心脏停搏的临床判断根据三点进行：①意识丧失；②呼吸停止；③心跳停止或大动脉搏动消失。

（1）基本生命支持：基本生命支持操作步骤如下。

①判断和呼救：判断患者的意识、呼吸、颈动脉搏动是否消失，如患者呼之不应、呼吸脉搏停止，立即进行心脏按压。判断时间应少于10秒，同时呼救。

②心脏按压：成人按压的部位为两乳头的连线与前正中线交点位置，按压次数至少为100次/分，不超过120次/分，深度至少为5 cm，不超过6 cm，每次按压后让胸部完全回弹，施救者必须避免在按压间隙倚靠在患者胸上，尽可能减少按压中的停顿，按压中断时间不超过10秒。儿童及婴儿按压深度至少为胸部前后径

的1/3（儿童约为5 cm，婴儿约为4 cm），施救者按压婴儿时，将两根手指放在婴儿胸部中央乳腺正下方。按压30次后，立即给予两次人工呼吸，心脏按压与人工呼吸的比例为30∶2。两名以上的施救者抢救儿童及婴儿时，心脏按压与人工呼吸的比例是15∶2。

③人工呼吸：进行人工呼吸前，先使患者头偏向一侧，清理患者口腔中的异物及义齿，防止引起窒息。然后一手抬起患者下颌，使其与地面垂直，另一手捏住患者鼻子，立即给予两次口对口人工呼吸。进行有效的人工呼吸时，可以看到患者胸部的起伏，每次吹气持续1秒以上。对于正在进行持续心肺复苏且有高级气道的患者，通气速率为每6秒1次呼吸（每分钟10次呼吸）。

④若现场存在自动体外除颤器（AED）且可以立即取得时，对于有目击的成人心脏骤停，应尽快使用除颤器。按照AED上的图示将AED的两个电极片贴于患者胸部后，AED自动分析患者心律，根据AED的提示决定是否进行电除颤。当心律显示无脉性室性心动过速、心室颤动或尖端扭转型室性心动过速时，需要进行电除颤。第一次电除颤的能量选择150 J（再次电除颤的能量选择200 J），除颤后立刻进行下一次CPR，每2分钟为一个周期，当到2分钟时轮换抢救者，判断患者的呼吸和脉搏是否恢复，同时AED再次自动分析心律，重复以上步骤，直至患者呼吸及心跳恢复或心电图成直线。

⑤若成人在未受监控的情况下发生心脏骤停，或不能立即取得AED时，应该在他人前往获取及准备AED的时候开始CPR。重复以上②、③步骤5次，每5次循环为一个周期，一个周期后再次判断患者的呼吸和脉搏，如患者仍没有呼吸脉搏，继续②、③步骤，直至AED到来。

（2）高级生命支持：成人心脏骤停高级生命支持如下。

①肾上腺素：抢救心脏骤停的首选药，能提高脑灌注压，并可以变细心室颤动为粗心室颤动，增加复苏成功率。每3～5分钟静脉推注1 mg，不推荐递增剂量和大剂量使用。在至少2分钟CPR和1次电除颤后开始使用。研究表明，联合使用加压素和肾上腺素，替代标准剂量的肾上腺素治疗心脏骤停时并没有优势。

②盐酸胺碘酮：对于序贯应用CPR—电除颤—CPR—肾上腺素治疗无效的心室颤动或无脉性室性心动过速患者应首选盐酸胺碘酮，初始量为300 mg快速静脉推注，随后电除颤1次，如仍未恢复，10分钟后可再推注150 mg，如需要可以重复6～8次。在首个24小时内使用维持剂量，先1.0 mg/min持续6小时，之后

0.5 mg/min持续18小时。每日最大剂量不超过2 g。

③盐酸利多卡因：如果没有盐酸胺碘酮，可以使用盐酸利多卡因。其显效快、时效短（一次静脉给药保持15～20分钟），对心肌和血压影响小。初始剂量为1.0～1.5 mg/kg静脉推注，如果心室颤动/无脉性室性心动过速持续，每5～10分钟可再给0.50～0.75 mg/kg静脉推注，直到最大量3 mg/kg；也可静脉滴注1～4 mg/min。目前的证据不足以支持心脏骤停后盐酸利多卡因的常规使用，但若是心室颤动/无脉性室性心动过速导致的心脏骤停，恢复自主循环后，可以考虑立即开始或继续给予盐酸利多卡因。

成人心脏骤停高级生命支持流程见图6-2。

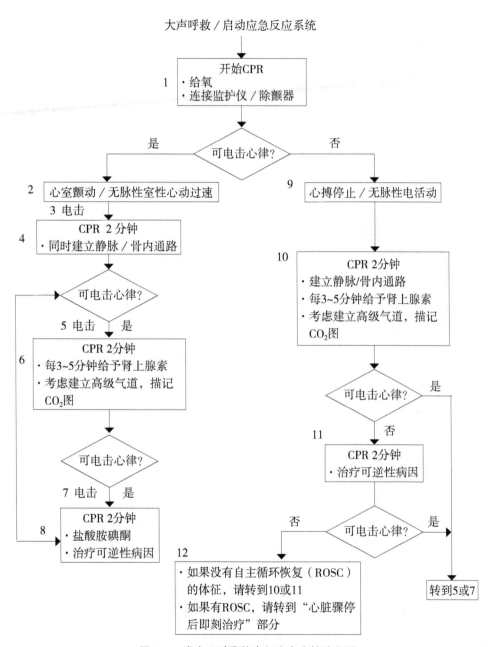

图6-2　成人心脏骤停高级生命支持流程图

2.开放气道

开放气道的方法主要有徒手开放气道、气管插管、气管切开术等，本节主要介绍徒手开放气道。

患者取仰卧位，头、颈、躯干平卧无扭曲，双手放于躯干两侧。如患者摔倒时面部朝下，应小心转动患者，并使患者全身各部成一个整体。转动时尤其要注意保护颈部，可以一手托住颈部，另一手扶着肩部，使患者平稳地转动至仰卧位，以防止可能出现的颈椎损伤。体位摆好后，立即清除口腔分泌物，接着即可按照下列三种方法施行徒手开放气道。对疑有颈椎骨折者，保持头颈脊柱为一直线，并使头适度后仰，张口。

（1）仰头举颏法：抢救者将一手手掌小鱼际（小拇指侧）置于患者前额，下压使其头部后仰，另一手的食指和中指置于靠近颏部的下颌骨下方，将颏部向前抬起，帮助头部后仰，使气道开放。必要时拇指可轻牵下唇，使口微微张开。

（2）仰头抬颈法：患者仰卧去枕，抢救者位于患者一侧，一手置于患者前额向后加压，使头后仰，另一手托住颈部向上抬颈，使气道开放。

（3）双手抬颌法：患者平卧，抢救者用双手从两侧抓紧患者的双下颌并托起，使头后仰，下颌骨前移，即可打开气道。此法适用于颈部有外伤者，以下颌上提为主，不能将患者头部后仰及左右转动。

注意：颈部有外伤者只能采用双手抬颌法开放气道，不宜采用仰头举颏法和仰头抬颈法，以避免进一步损伤脊髓。

在操作时应注意食指和中指的指尖不要深压颏下软组织，以免阻塞气道；不能过度上举下颈，以免口腔闭合；头部后仰的程度是以下颌角与耳垂间的连线与地面垂直为正确位置；口腔内有异物或呕吐物时，应立即将其清除，但不可占用过多时间；开放气道要在5秒内完成，而且在心肺复苏的全过程中，自始至终要保持气道通畅。

3.特殊解毒药

通常的解毒药品有20余种，但在第一时间运用解毒药对于化学中毒的救治至关重要，能够在较短的时间内发挥作用，达到解毒的目的。我国北京、广州、成都分别建有解毒药品储备库，并制定了《储备特效解毒药物应急调用方案和管理办法》。常用解毒药物见表6-13。

表6-13　常用解毒药物

序号	品名	剂型	规格	单位	应用
1	乙酰胺注射液	注射液	5 mL：2.5 g/支，5支/盒	盒	氟乙酸胺、氟醋酸钠及甘氟中毒
2	二巯丙磺钠	注射液	2 mL：0.1258 g/支，10支/盒	盒	汞、砷、铬、秘、铜、锑中毒
3	二巯丁二酸胶囊	胶囊	0.25 g/粒，50粒/盒	瓶	铅、汞、砷、镍、铜中毒
4	氯解磷定	注射液	0.5 g 10×2 mL，10支/盒	盒	有机磷中毒
5	亚甲蓝注射液	注射液	2 mL：20 mg/支	盒	亚硝酸盐、硝酸盐、苯胺、硝基苯、三硝基甲苯等引起的高铁血红蛋白症
6	硫酸阿托品注射液	注射液	1 mL：0.5 g/支，10支/盒	盒	有机磷酸酯类中毒
7	硫酸阿托品注射液	注射液	2 mL：10 mg/支，10支/盒	盒	有机磷酸酯类中毒
8	维生素K1	注射液	1 mL：10 mg/支，10支/盒	盒	抗凝血类杀鼠剂
9	普鲁士兰	胶囊	330 mg/粒，90粒/瓶	瓶	铊、铯中毒
10	依地酸钙钠	注射液	5 mL：1 g×5支	盒	主要用于铅中毒，亦可用于镉、锰、铬、镍、钴中毒
11	亚硝酸异戊酯	注射液	0.2 mL×10支	盒	氰化物中毒
12	氟马西尼	注射液	5 mL：0.5 mg，5支/盒	盒	苯二氮䓬类药物[如地西泮（安定）]过量
13	亚硝酸钠	注射液	0.3 g：10 mL/支	盒	氰化物中毒
14	硫代硫酸钠注射液	注射液	20 mL：10 g/支	盒	氰化物中毒（继亚硝酸钠静注后，立即由原针头注射本品）
15	活性炭	粉剂	50 g/袋	盒	口服，在消化道吸附毒性物质
16	硫代硫酸钠注射液	注射液	2.0 mL×10支	盒	钡中毒

第七章

原发性高血压的诊疗与预防

第一节 高血压的危险分层

一、高血压分级

早在1999年，世界卫生组织/国际高血压学会（WHO/ISH）就在高血压分级（表7-1）中制定了18岁以上成年人高血压诊断标准和分级，建议使用的血压标准是：在未服用抗高血压药物的情况下，健康成年人收缩压应低于140 mmHg（18.6 kPa），舒张压低于90 mmHg（12 kPa）。

表7-1 高血压分级

类别	收缩压（mmHg）	舒张压（mmHg）
理想血压	＜120	＜80
正常血压	＜130	＜85
正常高值	130～139	85～89
1级高血压	140～159	90～99
亚组：临界高血压	140～149	90～94
2级高血压	160～179	100～109
3级高血压	≥180	≥110
单纯收缩期高血压	≥140	＜90
亚组：临界高血压	140～149	＜90

　　然而，在2017年，美国心脏病学会（ACC）和美国心脏协会（AHA）的《美国高血压临床实践指南》重新定义了高血压诊断标准，降低了高血压的准入门槛。该指南将正常血压定义为低于120/80 mmHg；收缩压120～129 mmHg，舒张压低于80 mmHg为血压升高；血压130～139/80～89 mmHg为1级高血压；血压不低于140/90 mmHg为2级高血压；血压不低于180/120 mmHg为高血压危象。在该版指南中取消了高血压前期（120～139/80～89 mmHg）的概念。

　　2018年9月20日，我国也发布了《中国高血压防治指南2018年修订版（征求意见稿）》，这次发布的新版指南结合我国国情规定：正常血压为收缩压低于120 mmHg和舒张压低于80 mmHg，正常高值血压为收缩压120～139 mmHg和（或）舒张压80～89 mmHg。以收缩压不低于140 mmHg和（或）舒张压不低于90 mmHg进行血压水平分类。以上分类适用于18岁以上任何年龄的成年人。高血压定义为在未使用降压药物的情况下，非同日3次测量诊室血压，收缩压不低于140 mmHg和（或）舒张压不低于90 mmHg。收缩压不低于140 mmHg和舒张压低于90 mmHg为单纯收缩期高血压。如患者有既往高血压病史，目前正在使用降压药物，血压虽然低于140/90 mmHg，仍应诊断为高血压。根据血压升高水平，又进一步将高血压分为1级、2级和3级。动态血压监测的高血压诊断标准为24小时平均收缩压/舒张压不低于130/80 mmHg；白天收缩压/舒张压不低于135/85 mmHg；夜间收缩压/舒张压不低于120/70 mmHg。家庭血压监测的高血压诊断标准为不低于135/85 mmHg，与诊室血压的140/90 mmHg相对应。

二、高血压风险分层

　　世界卫生组织将心血管病的绝对危险分成低、中、高、很高四组。按照危险因素、靶器官损伤及并存临床情况等合并作用将危险量化，危险由低到高，代表了高血压患者发生生命危险事件的程度。高血压患者常常合并其他心血管危险因素。因此，高血压患者的诊断和治疗不能只根据血压水平，必须对患者进行心血管综合风险的评估并分层。高血压患者的心血管综合风险分层，有利于确定启动降压治疗的时机，优化降压治疗方案，确立更合适的血压控制目标和进行患者的综合管理。《中国高血压防治指南（2018年修订版）》将高血压患者按心血管风险水平分为低危、中危、高危和很高危四个层次，并细化了影响风险分层的内容。

第二节　高血压的治疗目标

一、降压治疗目标

ACC/AHA《美国高血压临床实践指南》将低于130/80 mmHg作为多数高血压患者的血压控制目标，包括稳定性冠心病、慢性心力衰竭、慢性肾疾病、糖尿病等。对于健康状况良好的65岁及65岁以上的一般患者，血压的控制目标也为低于130/80 mmHg。对于老年人，特别是高龄老年高血压患者采取更为宽松的血压管理策略。上述降压目标是基于美国国情，包括高血压的控制达标率、高血压人口数量等，同时基于美国的流行病学及循证医学证据而制定的。

考虑到我国各地经济发展基础、卫生资源分配、医疗保险覆盖的不均衡性，以及各地高血压的知晓率、治疗率和达标率不同，我国在《中国高血压防治指南（2018年修订版）》中推荐，一般患者血压目标需控制到140/90 mmHg以下，在可耐受和可持续的条件下，其中部分有糖尿病、蛋白尿等的高危患者的血压可控制在130/80 mmHg以下。高血压治疗的根本目标是降低高血压的心、脑、肾与血管并发症发生率和死亡的总危险。

二、特殊人群高血压治疗目标

老年高血压治疗的主要目标是收缩压达标，共病患者应经综合评估后，个体化地确定血压起始治疗水平和治疗目标值。年龄为65～79岁的老年人，应先将血压降至150/90 mmHg以下；如患者能耐受，目标血压应低于140/90 mmHg。80岁及80岁以上的老年人血压应降至150/90 mmHg以下；患者如收缩压低于130 mmHg且耐受良好，可继续治疗而不必回调血压水平。双侧颈动脉狭窄程度大于75%时，中枢血流灌注压下降，降压过度可能增加脑缺血风险，降压治疗应以避免脑缺血症状为原则，宜适当放宽血压目标值。体弱的高龄老年人降压注意监测血压，降压速度不宜过快，降压水平不宜过低。

儿童与青少年（指18岁以下人群）时期发生的高血压以原发性高血压为主，多数表现为血压水平的轻度升高（1级高血压），通常没有不适感，无明显临床症状。原发性高血压的比例随着年龄的增长而升高，青春期前后发生的高血压多为原发性。我国制定了3～17岁男、女年龄别和身高别的血压参照标准（简称"表格标准"），根据每岁组不同身高水平对应的血压P_{50}、P_{90}、P_{95}和P_{99}值，以此判定儿童与青少年血压水平。以收缩压和（或）舒张压不低于P_{95}为高血压；P_{90}～P_{95}或不低于120/80 mmHg为正常高值血压。为方便临床医师对个体高血压患儿的快速诊断，建议首先采用简化后的"公式标准"（表7-2）进行初步判断，其判定的结果与"表格标准"诊断儿童高血压的一致率接近95%。在原发性高血压儿童与青少年中，应将其血压降至P_{95}以下。当合并肾疾病、糖尿病或出现靶器官损害时，应将血压降至P_{90}以下，以减少对靶器官的损害，降低远期心血管病发病风险。

表7-2　中国3-17岁儿童与青少年高血压筛查的简化公式标准

性别	收缩压（mmHg）	舒张压（mmHg）
男	100+2×年龄	65+年龄
女	100+1.5×年龄	65+年龄

注：本表基于"表格标准"中的P_{95}制定，用于快速筛查疑似高血压患儿。

妊娠合并高血压患者占孕妇总人数的5%～10%，其中70%是妊娠期出现的高血压，其余30%在妊娠前即存在高血压。妊娠高血压患者治疗的主要目的是保障母婴安全和妊娠分娩的顺利进行，减少并发症，降低病死率。建议血压不低于150/100 mmHg时启动药物治疗，治疗目标为150/100 mmHg以下。如无蛋白尿及其他靶器官损伤存在，也可考虑在血压不低于160/110 mmHg时启动药物治疗。应避免将血压降至130/80 mmHg以下，以避免影响胎盘血流灌注。

对于高血压伴脑卒中的患者，病情稳定时降压目标应降至140/90 mmHg以下。颅内大动脉粥样硬化性狭窄（狭窄率70%～99%）导致的脑梗死或短暂性脑缺血发作（TIA）患者，推荐血压降至140/90 mmHg以下。低血流动力学因素导致的脑卒中或TIA，应权衡降压速度与幅度对患者耐受性及血流动力学的影响。急性脑梗死准备溶栓者血压应控制在180/110 mmHg以下。脑梗死后24小时内血压升高的患者应谨慎处理，应先处理紧张焦虑、疼痛、恶心、呕吐及颅内压升高等情况。收缩压高于220 mmHg时，应积极使用静脉降压药物降低血压；收缩压高于180 mmHg，可使用静脉降压药物控制血压，160/90 mmHg可作为参考的降压目标值。在降压治疗期间应严密观察血压的变化，每隔5～15分钟进行1次血压监测。

对于高血压伴冠心病的患者，血压低于140/90 mmHg应作为合并冠心病的高血压患者的降压目标。如能耐受，可降至130/80 mmHg以下，应注意舒张压不宜降至60 mmHg以下。高龄、存在冠状动脉严重狭窄病变的患者，血压不宜过低。

中国心力衰竭患者合并高血压的比率为54.6%，高血压患者心力衰竭的发生率为28.9%，长期和持续的高血压最终导致的心力衰竭包括射血分数保留的心力衰竭和射血分数降低的心力衰竭。建议降压目标为130/80 mmHg以下，但尚缺乏证据支持。高血压合并左心室肥大但尚未出现心力衰竭的患者可先将血压降至140/90 mmHg以下；如患者能良好耐受，可进一步降低至130/80 mmHg以下，有利于预防发生心力衰竭。

高血压和肾疾病密切相关，互为病因和加重因素。对于高血压伴肾疾病的患者，慢性肾疾病合并高血压患者收缩压不低于140 mmHg或舒张压不低于90 mmHg时开始药物降压治疗。蛋白尿是慢性肾疾病患者肾功能减退及心血管疾病和心血管死亡的危险因素，我国对存在蛋白尿的患者推荐更严格的130/80 mmHg以下的降压目标。

高血压常合并糖代谢异常，糖尿病合并高血压患者收缩压每下降10 mmHg，糖尿病相关的任何并发症风险下降12%，死亡风险下降15%。终点事件发生率最低组的舒张压为82.6 mmHg。建议糖尿病患者的降压目标为130/80 mmHg，老年或伴严重冠心病患者，宜采取更宽松的降压目标值，即140/90 mmHg。

外周动脉疾病是系统性动脉粥样硬化的常见表现。约半数外周动脉疾病患者存在高血压，并增加心血管事件和死亡风险。下肢外周动脉疾病伴高血压的患者血压应控制在140/90 mmHg以下。降压达标不仅可降低此类患者心脑血管事件的发生率，而且也能减缓病变的进程，降低患者的截肢率。

第三节 高血压的非药物治疗

非药物治疗是高血压治疗的基础方法。高血压患者在进行药物治疗的同时采用非药物治疗措施，可以明显提高降压药物的疗效和预估并发症的发生。高血压患者的发病与精神过度紧张、肥胖、吸烟、酗酒、高钠饮食等不良生活方式有关。生活方式干预可以降低血压，预防或延迟高血压的发生，降低心血管病风险，而且生活方式干预简单易行、成本低，在高血压防治中有重要价值。生活方式干预应该贯穿高血压治疗全过程。

研究表明，各种不良生活方式对高血压患病率的影响从大到小排序依次为食盐量、吸烟时间、饮酒量和时间、体重指数、肥胖时间、油腻食物。研究表明，高钠低钾饮食、体质量超标或增长过快及持续饮酒是中国人群高血压发生的危险因素。

一、减少钠盐摄入，增加钾摄入

钠盐可显著升高血压，增加高血压的发病风险，适度减少钠盐摄入可有效降低血压。研究显示，钠盐摄入量减为3 g/d，可减少每年新发冠状动脉粥样硬化性心脏病60 000例、脑卒中32 000例、心肌梗死54 000例，盐敏感高血压患者可获益更多。钠盐摄入过多和（或）钾摄入不足，以及钾钠摄入比值较低是我国高血压发病的重要危险因素。

我国居民的膳食中75.8%的钠来自家庭烹饪用盐，其次为高盐调味品。随着饮食模式的改变，进食加工食品将成为重要的钠盐摄入方式。为了预防高血压和降低高血压患者的血压，钠的摄入量应减少至2400 mg/d（6 g氯化钠）。所有高血压患者均应采取各种措施，限制钠盐摄入量。主要措施包括以下三点。

第一，减少使用烹调用盐及含钠高的调味品（包括味精、酱油）。

第二，避免或减少食用含钠盐量较高的加工食品，如咸菜、火腿、各类炒货和腌制品。

第三，建议在烹调时尽可能使用定量盐勺，以起到警示的作用。

增加膳食中钾的摄入量可降低血压，每天补钾60 mmol可使高血压患者的收缩压和舒张压分别下降4.4 mmHg和2.5 mmHg，并能减少患者血压达标所需的服药量，对心血管系统也有保护作用。主要措施包括以下两点。

第一，增加富钾食物（新鲜蔬菜、水果和豆类）的摄入量。

第二，肾功能良好者可选择低钠富钾替代盐。不建议服用钾补充剂（包括药物）来降低血压。肾功能不全者补钾前应咨询医师。

二、立即戒烟

吸烟是心血管病和癌症的主要危险因素之一。被动吸烟显著增加心血管疾病风险。吸烟的主要危害是导致血管收缩，目前虽然对于吸烟与血压本身的关系仍有分歧，但鉴于吸烟对其他心血管疾病的危害，高血压患者应该戒烟。戒烟的益处十分肯定，因此医师应强烈建议并督促高血压患者戒烟。询问每位患者每日吸烟数量及吸烟习惯等，并应用清晰、强烈、个性化的方式建议其戒烟；评估吸烟者的戒烟意愿后，帮助吸烟者在1～2周的准备期后采用"突然停止法"开始戒烟；指导患者应用戒烟药物对抗戒断症状，如尼古丁贴片、尼古丁咀嚼胶（非处方药）、盐酸安非他酮缓释片和酒石酸伐尼克兰；对戒烟成功者进行随访和监督，避免复吸。

三、限制饮酒或戒酒

过量饮酒显著增加高血压的发病风险，且其风险随着饮酒量的增加而增加，限制饮酒同样有利于血压控制。研究显示，每周饮酒超过210 g是罹患高血压的独立危险因素，中低量的饮酒也与血压升高直接相关，随着饮酒量的增加，这一效果越发明显。减少饮酒量则可降低血压，血压降低程度也与减少饮酒的程度相关。

建议高血压患者不饮酒。如饮酒，则应少量并选择低度酒，避免饮用高度烈性酒。每日酒精摄入量男性不超过25 g，女性不超过15 g；每周酒精摄入量男性不超过140 g，女性不超过80 g。每日白酒、葡萄酒、啤酒摄入量分别少于50 mL、100 mL、300 mL。

四、减轻体重

肥胖者高血压患病率升高，可能与血容量及心排血量增加、血管反应性增强及高胰岛素血症引起的肾素–血管紧张素系统（RAS）活性升高、肾上腺能活性增加、细胞膜离子转运功能缺陷等有关。因此，减肥不仅可降低血压，而且对控制糖尿病和冠心病均有裨益。体重每下降5 kg，血压下降3.6～4.1 mmHg。

推荐将体重维持在健康范围内[BMI为18.5～23.9（kg/m^2），男性腰围小于90 cm，女性腰围小于85 cm]。建议所有超重和肥胖患者减轻体重。控制体重包括控制能量摄入、增加体力活动和行为干预。在膳食平衡的基础上减少每日总热能摄入，控制高热能食物（高脂肪食物、含糖饮料和酒类等）的摄入，适当控制糖类的摄入；提倡进行规律的中等强度的有氧运动，减少久坐时间。对于综合生活方式干预减轻体重效果不理想者，推荐使用药物治疗或手术治疗。对特殊人群，如哺乳期妇女和老年人，应视具体情况采用个体化减重措施。减重计划应长期坚持，速度因人而异，建议将目标定为一年内减少初始体重的5%～10%。

五、合理膳食

合理膳食可降低人群高血压、心血管疾病的发病风险。建议高血压患者和有进展为高血压风险的正常血压者，饮食以水果、蔬菜、低脂奶制品、富含食用纤维的全谷物、植物来源的蛋白质为主，减少饱和脂肪酸和胆固醇的摄入量。

高血压防治计划（DASH）饮食包含新鲜蔬菜、水果、低脂（或脱脂）乳制品、禽肉、鱼、大豆和坚果，其饱和脂肪酸和胆固醇水平低，富含钾、镁、钙等人体所需元素及优质蛋白质和纤维素。在高血压患者中，DASH饮食可分别降低收缩压11.4 mmHg，舒张压5.5 mmHg；一般人群可降低收缩压6.74 mmHg，舒张压3.54 mmHg。高血压患者控制热能摄入，血压降幅更大。依从DASH饮食能够有效降低冠心病和脑卒中风险。

脂肪是热能较高的食物，过食会导致肥胖，进而增加罹患高血压的危险，因此高血压患者必须限制脂肪的总摄入量，使其不超过每日热能供应的25%。食物中的脂肪分为动物脂肪和植物脂肪。前者含饱和脂肪酸较高，使血中胆固醇浓度升高，促进动脉硬化，增加高血压患者的心、脑及周围血管并发症；而后者主要含有不饱和脂肪酸，其中的亚油酸可转化为花生四烯酸，再合成前列腺素，从而发挥扩张血管、降低血压的作用。所以，高血压患者应少食动物脂肪，控制肥肉、动物内脏、蛋黄等食物的摄入量，并相应增加植物脂肪的摄入量，使膳食中的不饱和脂肪酸与饱和脂肪酸之比（P/S比值）不低于1。

同时，还应该保持饮食中糖类及纤维素的占比。临床研究显示，饮食中糖类及纤维素的比例适当，则不会使三酰甘油（TAG）和高密度脂蛋白胆固醇（HDL-Ch）显著升高或降低，且体重、腰围和舒张压都明显降低。国内报道以谷、粮等为主食的同时补充瓜果蔬菜，再辅以鱼、肉、蛋、奶等副食的饮食结构较为均衡与科学，能改善高血压患者血清HDL-Ch水平，降低腰围指数。

六、坚持规律运动

适度的体育锻炼和体力劳动可降低血压，且能达到减肥、消除精神紧张的目的。其机制与周围血管扩张、钠排出增加、交感肾上腺和RAS活性降低有关。

有氧运动平均降低收缩压3.84 mmHg，舒张压2.58 mmHg。队列研究发现，高血压患者定期锻炼可降低心血管死亡和全因死亡风险。因此，建议非高血压人群（为了降低高血压发生风险）或高血压患者（为了降低血压）除日常生活的活动外，进行每周4～7天，每天累计30～60分钟的中等强度运动（如步行、慢跑、骑自行车、游泳等）。运动形式可采取有氧、阻抗和伸展等。以有氧运动为主，以无氧运动为补充。运动强度须因人而异，常用运动时的最大心率来评估运动强度，中等强度运动为能达到最大心率[最大心率（次/分）=220-年龄]的60%～70%的运动。高危患者运动前需进行评估。

七、心理治疗

精神紧张可激活交感神经，从而使血压升高。精神压力增加的主要原因包括过度的工作和生活压力及病态心理，包括抑郁症、焦虑症、A型性格、社会孤立和缺乏社会支持等。医师应该对高血压患者进行压力管理，指导患者进行个体化认知行为干预。必要情况下采取心理治疗联合药物治疗缓解焦虑和精神压力，也可建议患者到专业医疗机构就诊，避免精神压力导致的血压波动。

高血压的流行病学调查显示，从事脑力劳动和紧张工作的人群患病率较高，这与生活紧张程度、精神心理因素和社会职业有关。有的患者因治疗效果欠佳或恐于常见的心、肾、脑并发症而处于忧虑及紧张状态。已知反复的长期精神紧张可导致大脑皮质兴奋-抑制失调，皮质下血管运动中枢失去平衡，通过一系列神经反射和递质作用而引起或加重高血压。因此，要做好患者的宣教工作，避免精神刺激和紧张，对脑力劳动者和工作紧张的人群要强调劳逸结合和其他非药物治疗。只有做好宣教和心理治疗，才能使患者自觉坚持非药物治疗。在使用药物治疗的患者中有相当数量的患者顺从性差，即不能按时、按期服药，甚至自行停药，必须教育患者做好长期甚至终身治疗的思想准备。患者与医师的相互信任和配合也是治疗成功的关键。

第四节　高血压的药物治疗

高血压治疗的主要目标是使血压达标，降压治疗的最终目的是最大限度地降低高血压患者心脑血管病的发生率和死亡率。降压治疗应该确立血压控制目标值。高血压常常与其他心脑血管病的危险因素合并存在，如高胆固醇血症、肥胖、糖尿病等，协同加重心血管疾病危险，因此治疗措施应该是综合性的。对于高血压患者来说，不管其他时段的血压是否高于正常值，均应注意清晨血压的监测。有研究显示，半数以上诊室血压达标的患者，其清晨血压并未达标。

由于个体素质存在差异，患者的病情有各自的特点，因此在对高血压患者进行药物治疗时第一原则就是针对性治疗，即从患者的实际病情和身体状态出发，结合患者个人意愿或长期承受能力，考虑成本/效益，而为患者制定适合其个体差异的用药方案。一般患者采用常规剂量，老年人及高龄老年人初始治疗时通常应采用较小的有效治疗剂量，根据需要，可考虑逐渐增加至足剂量。优先使用长效降压药物，以有效控制24小时血压，预防心脑血管并发症。对于血压不低于160/100 mmHg、高于目标血压20/10 mmHg的高危患者，或单药治疗未达标的高血压患者应进行联合降压治疗，包括自由联合或应用单片复方制剂。

一、降压药物分类

（一）钙通道阻滞剂（CCB）

钙通道阻滞剂主要通过阻断血管平滑肌细胞上的钙离子通道来降低人体细胞内钙离子的浓度，起到松弛患者平滑肌的作用，因而具有比较突出的扩张血管的作用，降压效果突出，主要包括二氢吡啶类CCB和非二氢吡啶类CCB。我国以往完成的较大样本的降压治疗临床试验证实，以二氢吡啶类CCB为基础的降压治疗方案可显著降低高血压患者脑卒中风险。二氢吡啶类CCB可与其他四类药物联合应用，尤其适用于老年高血压、单纯收缩期高血压，伴稳定型心绞痛、冠状动脉或颈动脉粥样硬化及周围血管病患者。常见不良反应包括反射性交感神经激活导致心搏加快、面部潮红、脚踝部水肿、牙龈增生等。二氢吡啶类CCB没有绝对禁忌证，但心动过速与心力衰竭患者应慎用。急性冠脉综合征患者一般不推荐使用短效硝苯地平。

临床上常用的非二氢吡啶类CCB也可用于降压治疗，常见不良反应包括抑制心脏收缩功能和传导功能、二度至三度房室阻滞，有时也会出现牙龈增生。因此，在使用非二氢吡啶类CCB前应详细询问患者病史，进行心电图检查，并在用药两周后复查。

（二）血管紧张素转换酶抑制药（ACEI）

血管紧张素转换酶抑制药可对患者血液循环及部分组织中的转换酶产生有效抑制，阻碍血管紧张素Ⅰ向血管紧张素Ⅱ的转化，从而达到降低血压的目的。这类药物还能使患者体内缓激肽降解的速率降低，使患者体内缓激肽的含量不断增加，同样能达到扩张血管、降低血压的目的。使用血管紧张素转换酶抑制药并不会加快患者的心率，在一定程度上反而能抑制血管重构，可使患者肾血流与肾小球的滤过率得到一定的增加。

大规模临床试验结果显示，此类药物对于高血压患者具有良好的靶器官保护和心血管终点事件预防作用。ACEI降压作用明确，对糖、脂代谢无不良影响。限盐或加用利尿药可增加ACEI的降压效应，尤其适用于伴慢性心力衰竭、心肌梗死后心功能不全、预防心房颤动、糖尿病肾病、非糖尿病肾病、代谢综合征、蛋白尿或微量白蛋白尿患者。最常见的不良反应为干咳，多见于用药初期，症状较轻者可坚持服药，不能耐受者可改用血管紧张素Ⅱ受体阻滞剂（ARB）。其他不良反应有低血压、皮疹，偶见血管神经性水肿及味觉障碍。长期应用有可能导致血钾升高，应定期监测血钾和血肌酐水平。禁忌证为双侧肾动脉狭窄、高钾血症等。

（三）血管紧张素Ⅱ受体阻滞剂

ARB的作用机制是阻断血管紧张素Ⅱ1型受体而发挥降压作用，这类药物可有效改善患者左心室肥大症状，且具有重塑血管的作用，能够提升患者心脏的舒张功能。这类药物可有效抑制糖尿病肾病的恶性发展，保护肾的作用相对突出。临床试验研究显示，ARB可降低有心血管病史（冠心病、脑卒中、外周动脉病）的患者心血管并发症的发生率和高血压患者心血管事件风险，降低糖尿病或肾病患者的蛋白尿及微量白蛋白尿。ARB尤其适用于伴左心室肥大、心力衰竭、糖尿病肾病、冠心病、代谢综合征、微量白蛋白尿或蛋白尿患者及不能耐受ACEI的患者，并可预防心房颤动。不良反应少见，偶有腹泻。长期应用可升高血钾，应注意监测血钾及肌酐水平变化。双侧肾动脉狭窄患者、妊娠妇女、高钾血症患者禁用。

（四）利尿药

利尿药是临床常用的治疗高血压的药物，应用广泛。其作用机制是使患者血管内的液体和钠的含量降低，继而降低血容量，以此达到降血压的目的。用于控制血压的利尿药主要是噻嗪类利尿药，分为噻嗪型利尿药和噻嗪样利尿药两种，前者包括氢氯噻嗪和苄氟噻嗪等，后者包括氯噻酮和吲达帕胺等。在我国，常用的噻嗪类利尿药主要是氢氯噻嗪和吲达帕胺。PATS研究证实，用吲达帕胺治疗可明显降低脑卒中再发风险。小剂量噻嗪型利尿药（如氢氯噻嗪6.25～25.00 mg）对代谢影响很小，与其他降压药（尤其是ACEI或ARB）合用可显著增加后者的降压作用。此类药物尤其适用于老年高血压、单纯收缩期高血压或伴心力衰竭患者，也是难治性高血压的基础药物之一。其不良反应与剂量密切相关，故通常应采用小剂量。噻嗪类利尿药可引起低钾血症，长期应用者应定期监测血钾，并适量补钾。痛风患者禁用，患高尿酸血症及明显肾功能不全者慎用，后者如需使用利尿药，应使用袢利尿药，如呋塞米等。

保钾利尿药（如盐酸阿米洛利）、醛固酮受体拮抗药（如螺内酯等）也可用于控制难治性高血压。这两类药物在利钠排尿的同时不增加钾的排出，与其他具有保钾作用的降压药（如ACEI或ARB）合用时需注意发生高钾血症的危险。螺内酯长期应用有可能导致男性乳房发育等不良反应。

（五）β受体阻滞剂

β受体阻滞剂的发现是20世纪药物治疗及药理学研究的主要代表性成果，其通过降低心排出量、拮抗突触前膜β受体及抑制肾素分泌等过程实现降压目的。高选择性$β_1$受体阻滞剂对$β_1$受体有较高选择性，因阻断$β_2$受体而产生的不良反应较少，既可降低血压，也可保护靶器官，降低心血管发作风险。β受体阻滞剂可以作为长期降压药使用，且不局限于单独用药。对于年轻的无症状高血压患者应当优先考虑使用β受体阻滞剂，而当患者出现了心律失常、慢性心力衰竭或冠心病时也应当优先使用β受体阻滞剂。长效二氢吡啶类钙拮抗药与β受体阻滞剂的联合应用是当前较为优势的联合降压药物治疗组合。常见的不良反应有疲乏、肢体冷感、激动不安、胃肠不适等，还可能影响糖、脂代谢。二度至三度房室传导阻滞、哮喘患者禁用。慢性阻塞型肺病患者、运动员、周围血管病患者或糖耐量异常者慎用。糖脂代谢异常时一般不首选β受体阻滞剂，必要时也可慎重选用高选择性β受体阻滞剂。长期应用者突然停药可发生反跳现象，即原有的症状加重或出现新的表现，较常见的有血压反跳性升高，伴头痛、焦虑等，称为撤药综合征。

（六）α受体阻滞剂

α受体阻滞剂不作为高血压治疗的首选药，适用于高血压伴前列腺增生患者，也用于难治性高血压患者的治疗。开始给药应在入睡前，以预防直立性低血压发生，使用过程中注意测量坐位、立位血压，最好使用控释制剂。直立性低血压者禁用，心力衰竭者慎用。

（七）其他新兴和正在研发的药物

1.血管紧张素受体-脑啡肽酶双重阻滞药
血管紧张素受体-脑啡肽酶双重阻滞药是临床治疗心脑血管疾病的新兴药

物，对脑啡肽酶降解肽类有抑制作用，能够防止尿钠肽水平过低，起到扩张血管的作用，还能对肾的排钠和排水产生有益刺激，保护肾。目前，临床较为常用的药物为沙库巴曲缬沙坦钠。

2.新型血管紧张素受体拮抗药

新型血管紧张素受体拮抗药对血管紧张素Ⅱ可发挥强力拮抗作用，对其与肾小球内的AT$_1$受体的结合产生抑制，且对多巴胺受体、肾上腺素受体等与心血管调节相关的系统无作用。临床常用的药物为氯沙坦钾。

3.内皮素受体拮抗药

内皮素效力的发挥，主要通过ETA及ETB受体介导实现，可在血管平滑肌细胞上呈亚型分布，收缩血管的功能突出，还可对多种细胞的有丝分裂产生刺激，使醛固酮与血管紧张素的分泌增多，而抑制抗利尿激素的分泌。目前，此类药物较多，替唑生坦静脉注射可有效降低肺水肿的发生率，波生坦可降低部分肺高压患者的肺动脉压，并拮抗血管紧张素Ⅱ诱导的左心室纤维化，从而降低左心室扩张的发生率。

4.新一代选择性醛固酮受体拮抗药

依普利酮是一种选择性醛固酮受体拮抗药，作用效果具有选择性，针对醛固酮受体发挥作用，相比于螺内酯，其对盐皮质激素有高出15～20倍的亲和力。相反，对雄激素及孕激素受体，其亲和力则又低于螺内酯数百倍，因此也显著降低了激素相关不良反应的发生概率。依普利酮逆转左心室肥大、减轻肾小球超滤、减轻蛋白尿等作用突出，尤其适用于合并糖尿病的高血压患者，对肾也能起到保护作用。

5.肾素抑制药

肾素抑制药可抑制血管紧张素Ⅰ转换为血管紧张素Ⅱ，使血浆肾素活性得以降低，从而能起到比较确切的降压效果。阿利吉仑是临床应用较多的一种肾素抑制药，可以缓解利尿药等导致的血浆肾素升高，对靶器官有一定的保护作用。

6.内皮型一氧化氮合酶基因

内皮型一氧化氮合酶的活性如有所下降，会影响一氧化氮的生成，血压便会升高。导入内皮型一氧化氮合酶基因，可使患者血浆内的一氧化氮的含量上升，实现长期降压的效果，还能延缓高血压对各相关靶器官的损害。

二、降压药的联合应用

联合应用降压药物已成为降压治疗的基本方法。为了达到目标血压水平，大部分高血压患者需要同时使用2种或2种以上的降压药物。适应证为血压不低于160/100 mmHg，或高于目标血压20/10 mmHg的高危人群，往往初始治疗即需要应用2种降压药物。如仍不能达到目标血压，可在原药基础上加量，或可能需要3种甚至3种以上降压药物。中国高血压综合防治研究表明，初始联合治疗对高危的中老年高血压患者有良好的降压作用，能够明显提高血压控制率。

（一）联合用药的益处

两药联合时，降压作用机制具有互补性，同时具有相加的降压作用，并可互相抵消或减轻不良反应。

（二）联合用药方案

1.ACEI或ARB+噻嗪类利尿药

ACEI和ARB可使血钾水平略有上升，能拮抗长期应用噻嗪类利尿药所致的低钾血症等不良反应。ACEI或ARB+噻嗪类利尿药合用有协同作用，有利于改善降压效果。

2.二氢吡啶类CCB+ACEI或ARB

CCB具有直接扩张动脉的作用，ACEI或ARB既扩张动脉，又扩张静脉，故两药合用有协同降压作用。二氢吡啶类CCB常见的不良反应为踝部水肿，可被ACEI或ARB减轻或抵消。中国高血压综合防治研究表明，小剂量长效二氢吡啶类CCB+ARB用于初始治疗高血压患者，可明显提高血压控制率。此外，ACEI或ARB也可部分阻断CCB所致的反射性交感神经张力增加和心率加快的不良反应。

3.二氢吡啶类CCB+噻嗪类利尿药

非洛地平降低事件研究证实，二氢吡啶类CCB+噻嗪类利尿药联合治疗，可降低高血压患者脑卒中发生的风险。

4.二氢吡啶类CCB+β受体阻滞剂

CCB具有扩张血管和轻度增加心率的作用，恰好抵消β受体阻滞剂的收缩血管及减慢心率的作用。两药联合可使不良反应减轻。我国临床主要推荐应用的优化联合治疗方案是：二氢吡啶类CCB+ARB；二氢吡啶类CCB+ACEI；ARB+噻嗪类利尿药；ACEI+噻嗪类利尿药；二氢吡啶类CCB+噻嗪类利尿药；二氢吡啶类CCB+β受体阻滞剂。可以考虑使用的联合治疗方案是：利尿药+β受体阻滞剂；α受体阻滞剂+β受体阻滞剂；二氢吡啶类CCB+保钾利尿药；噻嗪类利尿药+保钾利尿药。不常规推荐但必要时慎用的联合治疗方案是：ACEI+β受体阻滞剂；ARB+β受体阻滞剂；中枢作用药+β受体阻滞剂。

5.多种药物的合用

（1）三药联合方案：在上述各种两药联合的方式中加上另一种降压药物便构成三药联合方案，其中二氢吡啶类CCB+ACEI（或ARB）+噻嗪类利尿药组成的联合方案最为常用。

（2）四药联合方案：主要适用于难治性高血压患者，可以在上述三药联合的基础上加用第四种药物，如β受体阻滞剂、醛固酮受体拮抗药、氨苯蝶啶、盐酸可乐定或α受体阻滞剂等。

单片复方制剂是常用的一组高血压联合治疗药物，通常由不同作用机制的两种或两种以上的降压药组成。与随机组方的降压联合治疗相比，其优点是使用方便，可改善治疗的依从性及疗效，是联合治疗的新趋势。应用时注意其相应组成成分的禁忌证或可能的不良反应。

目前，我国上市的新型的单片复方制剂主要包括ACEI+噻嗪类利尿药、ARB+噻嗪类利尿药、二氢吡啶类CCB+ARB、二氢吡啶类CCB+ACEI、二氢吡啶类CCB+β受体阻滞剂、噻嗪类利尿药+保钾利尿药等。

第五节　高血压膳食管理

高血压是一种生活方式疾病，与不健康的生活方式有关。随着高血压患病人数日益增多，防控形势异常严峻。虽然原发性高血压与生活方式及膳食失衡的相关性至今尚未完全阐明，但目前的研究普遍认为不良饮食习惯是我国人群高血压发病的重要危险因素。因此，膳食管理在抗高血压治疗中起着至关重要的作用。

一、限盐

高血压饮食疗法最关键的是要限盐。荟萃分析显示，限盐对高血压患者、正常血压者的血压都有好处，平均使血压降低3.4/1.5 mmHg，血压越高，降压作用越显著。高血压患者每日减少摄入钠盐1.0 g可使收缩压下降1.2 mmHg。限制钠盐的摄入是预防和治疗高血压花费成本最小的有效措施。

世界卫生组织建议每天摄入钠2 g，高血压患者钠盐摄入量应控制在每日6 g以下。发达国家早已采取积极措施控制钠盐对高血压和心血管健康的影响。2011年，加拿大卫生部牵头制定了加拿大限制钠盐摄入策略，在2016年将钠盐平均摄入量降低到每日5 g，最终目标定为每日3g，预计每年可减少100万例高血压患者的治疗成本。英国、芬兰、日本等国也先后制定了针对高盐摄入与盐敏感性高血压的限盐策略。《中国高血压防治指南（2018年修订版）》也指出，每人钠盐摄入量应逐步降至每日6 g，限盐降低血压刻不容缓。

（一）限盐目标

一个成年个体如无大量出汗，每日钠的消耗量约为600 mg，即1.5 g钠盐（NaCl）。高盐摄入是一个全球性的问题。2014年发表于《新英格兰医学杂志》的一篇文章，收集了66个国家的数据，其中142个样本来自24小时尿样调查，91个样本来自膳食调查，研究结论为：全球平均钠摄入量为3.95 g/d。然而按照WHO推荐标准（2 g/d），全球超过99%的成人钠摄入量超标。同时，全球有51个国家人群平均钠摄入量是推荐量的2倍以上。2020年5月28日，在云上东方OCC 2020第十四届东方心脏病学会议上，来自北京大学人民医院的孙宁玲教授发布了《中国高血压患者钠、钾摄入的调研》，结果显示，西北地区食盐摄入量最高（平均10.8 g/d），华南的食盐摄入量最低（平均6.5 g/d）。可见，中国人群高钠摄入是普遍现象，控盐仍应作为我国高血压患者的血压管理策略之一。

美国的限盐试验DASH-Sodium显示：将钠盐摄入量控制在每日5.8 g，血压可得到降低；进一步控制在每日3.8 g，血压可以进一步降低。基于这个研究，之后的研究大多数将钠盐目标值限定在5～7 g/d。WHO/联合国粮食及农业组织（FAO）发表声明，认为钠盐摄入量必须控制在5 g/d以下才能使血压得到降低。美国心脏协会（AHA）最新推荐：高血压患者钠盐摄入应低于6.0 g/d，进一步可降至3.8 g/d；如果不能将钠盐摄入量控制到目标水平，至少也应每天减少2.5 g 钠盐摄入，以达到降压的目的（表7-3）。

表7-3 世界各国高血压指南有关钠盐摄入量的建议

指南（年份）	目标人群	推荐目标（钠盐，g/d）
《中国高血压防治指南（2018年修订版）》	高血压患者	<6
WHO（2011）	成人	<5
JNC8（2013）	高血压患者	<6
ESH/ESC（2013）	高血压患者	<5
AHA/ACC/CDC（2013）	高血压患者	<6
JSH（2014）	高血压患者	<6

注：JNC8为2014年美国成人高血压循证管理指南，即美国高血压预防、检测、评估与治疗联合委员会第8次专家组成员报告；ESH/ESC为欧洲高血压学会/欧洲心脏病学会；AHA/ACC/CDC为美国心脏协会/美国心脏病学会/美国疾病预防与控制中心；JSH为日本高血压学会。

（二）盐摄入量的检测与评估

1.盐阈法

将不同浓度的盐水，从低浓度到高浓度依次滴于被调查者舌上，其感觉出咸味的最低浓度即该被调查者的盐阈。盐阈法是一种粗略的测量方法，常用来判断个人嗜盐程度的高低，定性地反映摄盐量。盐阈法可用于人群嗜盐程度高低的粗浅筛选及对经宣教干预后嗜盐度是否降低进行测试，该法简单、高效。

2.膳食调查法

膳食调查法是通过对群体或个体每天的进餐情况，包括餐次、进食种类和数量等进行调查，再根据标准食物成分表计算出每人每日摄入的能量和营养素，包括称重法、记账法、化学分析法、24小时膳食回顾法、膳食史法和食物频率法等。一般将前三者归为前瞻性方法，将后三者归为回顾性方法，其中24小时膳食回顾法、食物频率法、记账法及称重法较为常用。24小时膳食回顾法是由调查员对个体进行询问的调查方法，详细询问并记录被调查者前24小时内各种进食情况，包括品种和数量。食物频率法是收集研究对象过去一段时间中的食用频率和食用量，采用面对面或电话访问的调查方法，由受过培训的调查员进行询问并记录。记账法（也称日记法）通常观察2～4周，需要记录食品和饮料消费的时间与地点、食物的详细描述、食谱及所食食物的营养成分表。称重法是研究者指导被调查对象在每餐前对各种食物进行记录并称量，用餐后将剩余或废弃部分称重加以扣除，从而得出准确的个人每种食物摄入量。

常用的膳食调查法主观性强，容易出现一些偏差和错误。此外，由于钠普遍存在，膳食法测量钠的摄入量仍有不可避免的误差，其原因：食物本身所含钠盐量多变，烹饪过程中及餐桌上加入的钠盐量难以准确估计（包括在餐馆时）；烹饪过程中保留钠盐的比例不断变化，容器也会损失钠量，饮水中钠的浓度有地区差异；等等。基于这些影响因素，常用的膳食调查法往往低估钠的摄入量，有学者反复研究证实用膳食回顾法、日记法往往比用24小时尿液收集测量的钠摄入量少。膳食调查法的优势是高效、花费小、观察时间灵活、易于管理及可识别过量钠的关键来源等。目前，膳食调查法，尤其是24小时膳食回顾与多种方法联合运用仍被国内外大型营养调查和各类小型研究所采用。

（三）限盐策略

第一，加强宣传，提高全民限盐意识。

第二，坚持循序渐进原则，在现有每日钠盐摄入量的基础上逐渐减少，并最终达到目标值。

第三，推动实施操作性强、方便可行、可量化的限盐方法和措施。

第四，增加膳食中钾的摄入量，降低钠钾比值。增加膳食中钾的摄入量有利于促进钠从肾脏排泄。

第五，将限盐管理与药物降压治疗结合，限盐与降压药可发挥协同作用。减少钠盐的摄入量能在一定程度上减少降压药的用量。限盐能加强肾素-血管紧张素-醛固酮系统（RAAS）阻断剂的降压效果。对于钠盐摄入量较大者，限盐的同时配合服用利尿药、钙通道阻滞剂等降压药，促进钠的排泄，有助于控制血压。

第六，限盐从生命早期开始。

（四）限盐措施

依据INTERMAP中国膳食调查，我国75.8%的人群摄入的钠盐来自家庭烹调，其次为高钠盐调味品，如酱油和咸菜等。针对我国膳食高钠盐的具体特征，限盐措施应从以下九个方面入手。

第一，减少烹饪钠盐量。每人每餐放盐不超过2 g（可用一个2 g的标准盐勺称量）；每人每天摄入盐不超过6 g（普通啤酒瓶盖取胶垫后1瓶盖相当于6 g）。

第二，尽量少吃或不吃含高钠盐的加工食品。减少食用腌菜、腊肉、咸鱼、咸菜、榨菜和罐头等传统腌制品。食用包装食品时，注意食物标签，了解含盐量。

第三，尽量避免或减少进食含高钠盐的调味品，如酱油、黄酱、辣酱、豆瓣酱等。在外就餐时，要告知服务人员制作食品时尽量少加盐。

第四，尽可能多食用新鲜蔬菜，利用蔬菜本身的风味来调味，如将青椒、番茄、洋葱、香菇等和味道清淡的食物一起烹煮，可起到相互协调的作用。

第五，充分利用辣椒或醋、柠檬汁、苹果汁、番茄汁等各种酸味汁来增添味道。

第六，早餐尽量不吃咸菜或豆腐乳，1块豆腐乳含钠盐量为5 g。

第七，未患糖尿病的高血压患者，可用糖、醋调味，以减少对咸味的需求。

第八，采用富钾的低钠盐代替普通钠盐，减少钠而增加钾的摄入量。

第九，需要动员全社会，尤其是食品、餐饮行业广泛参与限盐活动，降低钠盐添加量，标示高钠盐产品。

二、低脂

脂肪摄入过多，可导致肥胖症和高血压。高脂肪、高胆固醇饮食容易引起动脉粥样硬化，摄入过多的动物脂肪和胆固醇不利于高血压的预防和治疗。

研究显示，约75%的高血压患者肥胖，其中50%的患者有胰岛素抵抗。体重减轻10 kg，收缩压可降低5～20 mmHg，舒张压降低3.1 mmHg。减轻体重有益于高血压的治疗，可明显降低患者的心血管病风险。减重应循序渐进，通常每周减重0.5～1.0 kg，在6个月至1年减轻原体重的5%～10%为宜。

（一）限制总热能

高能量、高糖的食物可在体内转化为脂肪，引起血脂升高及肥胖，因此高血压患者应控制总热能的摄入，尽量将体重指数控制在正常范围内。体重降低对改善胰岛素抵抗、糖尿病、高脂血症等均有益。低能量饮食应适当多摄入高纤维的食物，如糙米、玉米、小米、芹菜、笋、大白菜、冬瓜、番茄、茄子、豆芽、海带、洋葱等。应少摄入葡萄糖、果糖及含糖饮料。

（二）减少脂肪和胆固醇的摄入量

膳食中的脂肪量应控制在总能量的25%以下。饱和脂肪供能比应低于7%，食用油摄入量应低于25 g/d。烹煮食物时应以植物油为主，以动物油为辅，最好以1.0∶0.5的比例混合。植物油富含多不饱和脂肪酸、维生素E和亚油酸，亚油酸可抑制胆固醇的吸收，加速胆固醇的分解、排泄，防治心血管疾病；动物油含饱和脂肪酸多，胆固醇含量高。高血压患者应减少脂肪和胆固醇的摄入量，多选用植物油，用"不饱和脂肪酸"，特别是"多不饱和脂肪酸"代替"饱和脂肪酸"。多不饱和脂肪酸存在于葵花子油、玉米油、大豆油、棉籽油、核桃、松子、芝麻、南瓜子和亚麻子、鱼油中，单不饱和脂肪酸存在于橄榄油、菜籽油、花生油、红花油及鳄梨、花生酱和大多数坚果中，饱和脂肪酸存在于椰子油、棕榈仁油、黄油、牛油、猪油、鸡油和棕榈油中。少吃胆固醇高的食物，如动物内脏、肥肉、鱿鱼、蟹黄、鱼子、牛油、奶油、蛋黄、油炸食品等。烹调方法采用蒸、煮、炖为宜。减少反式脂肪酸的摄入，应限制进食富含人造奶油、氢化油、起酥油的糕点和方便食品，如各类西式糕点、巧克力派、咖啡伴侣等。

（三）补充足够的钙、钾、镁盐

钙、钾、镁与血管收缩和舒张有关。钙、钾有利于降低血压，镁能使外周血管扩张，都具有保护心脏和预防动脉粥样硬化的功能。含钙高的食物有牛奶、虾、鱼类；含钾高的食物有麸皮、赤豆、黄豆、芹菜、冬菇、紫菜、木耳等；含镁高的食物有绿色蔬菜、豆制品、香菇、桂圆等。

（四）选择富含优质蛋白质的食物

蛋白质是人体必需的营养素之一，它的缺乏可以致命。不同来源的蛋白质对血压的影响不同：鱼类蛋白质中含丰富的蛋氨酸和牛磺酸，能影响血压的调节作用，使尿内钠的排出量增多，抑制钠盐对血压的影响；植物性蛋白可使高血压和脑卒中的发病率降低；大豆蛋白虽无降压功能，但有预防脑卒中发生的可能。高血压患者应选择富含优质蛋白质的食物，如植物性优质蛋白（大豆类）、动物性优质蛋白（鸡肉、牛肉、牛奶等）。建议植物蛋白最好占50%。

（五）选择纤维膳食和复合糖类

膳食中的纤维可以促进肠蠕动，加快胆固醇的排泄，有降低血清胆固醇浓度的作用。纤维素含量较多的食物有玉米、小米、麦粉、燕麦等杂粮，以及根菜类、海藻类、薯类、蔬菜、水果等。应选择食用复合糖类食物，如淀粉、玉米、小米等，而葡萄糖、果糖、蔗糖、辛辣刺激的调味品、浓咖啡、浓茶等应该少吃或少喝。

（六）补充新鲜蔬菜和水果

新鲜蔬菜和水果含有大量维生素、微量元素和矿物质，对高血压有防治作用。水果中的维生素C有利于降低血液中的胆固醇，增加血管壁的抗病能力，对高血压、脑出血有一定的预防作用。维生素C和B族维生素，具有改善脂质代谢、保护血管结构与功能的作用。

（七）其他

碘是防止动脉硬化的重要元素，推荐多食含碘丰富的食物，如海带、海苔、虾皮等。茶叶中的茶碱和黄嘌呤等有利尿降压的作用，可适量饮用茶水。

三、戒烟

吸烟者易患恶性高血压，而且烟草中的尼古丁会影响降压药的疗效。长期大量吸烟可导致大动脉粥样硬化、小动脉内膜逐渐增厚，使整个血管逐渐硬化，因此无高血压的人戒烟可预防高血压的发生，有高血压的人更应戒烟。

戒烟不仅是一种生理矫正，更是一种行为心理的矫正。合理的戒烟治疗可使戒烟成功率增加、复吸率降低。

（一）戒烟的技巧

戒烟应从现在开始，下决心、订计划，并写下来随身携带，随时提醒和告诫自己。丢弃所有烟草、烟灰缸、火柴、打火机，避免一见到这些就"条件反射"地想要吸烟，并且要避免去往常习惯吸烟的场所。要坚决拒绝烟草的诱惑，随时不忘提醒自己只要再吸一支就足以令之前所有努力前功尽弃。烟瘾来时，可做深呼吸活动或咀嚼无糖口香糖。用餐后吃水果或散步来代替"饭后一支烟"的不良习惯。可以把要戒烟的想法告诉家人和朋友，取得他们的鼓励、支持和配合。为自己安排一些体育活动，如游泳、跑步、钓鱼、打球等，可以缓解压力和精神紧张，还有助于把注意力从吸烟上引开。目前我国的戒烟热线电话号码为4008885531。

（二）戒烟药物治疗

一线戒烟药物包括尼古丁替代类药物、盐酸安非他酮缓释片和酒石酸伐尼克兰。这些药物可单独服用，必要时也可联合用药。针灸疗法是在吸烟者特殊穴位处的皮肤里埋针，烟瘾发作时自己按摩穴位可刺激神经，产生戒烟作用，但其效果因人而异。

四、限酒

长期过量饮酒是发生高血压、心血管病的危险因素，饮酒还可对抗药物的降压作用，使血压不易控制。我国人群每周至少饮酒一次者男性为30%～66%，女性为2%～7%。每日饮酒量与血压呈线性正相关。男性持续饮酒者较不饮酒者4年内高血压发生的危险概率增加40%。

戒酒后，除血压下降外，药物治疗的效果也大为改善。高血压患者最好不饮酒。中国营养学会建议，成人适量饮酒的限量值是男性一天摄入的酒精量不超过25 g，女性一天摄入的酒精量不超过15 g。

酒精的计算方法大致为白酒中所含酒精的比例略低于酒的度数，例如：39°白酒的酒精含量为32.5%；葡萄酒的酒精含量为13%～15%；啤酒的酒精含量为4%左右。

五、合理膳食

合理的营养膳食、正确的生活方式对高血压患者、慢性病患者、亚健康及健康的人来说都非常重要。高血压患者饮食应科学搭配，食物应多样化。以谷类为主，粗细搭配，每天250～400 g；多吃蔬菜水果和薯类，每日蔬菜300～

500 g，水果200～400 g；每天吃奶类食品300 g、大豆或豆制品30～50 g；常吃适量的鱼、禽、蛋和瘦肉；减少烹调油，每天25～30 g，吃清淡少量食盐，每天6 g；食不过量，天天运动，保持健康体重；三餐分配合理，零食要适当，早、中、晚以30%、40%、30%分配；每天饮水1200 mL，合埋选择饮料，咖啡、碳酸饮料、含糖量高的不宜选；要限制饮酒量；每天吃新鲜卫生的食物。

高血压防控是一个长期的过程，需按时服药，选择合理的营养膳食，保持健康的生活方式，定期监测血压，保持乐观的心情。

第六节　高血压运动管理

生活方式干预是高血压的基础治疗手段，而运动管理作为高血压患者生活方式干预的最重要的内容，已被国际各高血压指南广泛推荐。2018年ESC/ESH（欧洲心脏病学会/欧洲高血压学会）高血压管理指南中再次强调：规律的有氧运动有益于高血压的预防、治疗，有益于改善心血管病的危险因素、降低死亡率。然而，在目前的临床实践中，部分医师对高血压患者的运动管理了解不足、重视不够。为对高血压患者进行安全有效的运动管理，本节将就运动对血压的影响及其可能的降压机制、运动处方等内容做逐一介绍。

一、运动对血压的影响及其可能的降压机制

（一）运动对血压的短期影响

有氧运动可通过激活神经体液因子引发心率增快、心肌收缩力增强、心排血量增加。同时，机体对各个器官的血流量进行重新分配，运动中的骨骼肌血管扩张、血流灌注明显增加。此时，动脉血压的变化表现为收缩压升高、舒张压不变或轻度下降。

运动后的22小时内，交感神经系统活性降低，体内去甲肾上腺素、肾素-血管紧张素、内皮素等缩血管因子持续保持在较低水平，外周血管阻力下降，机体

的整体血压水平较运动前有所下降。此外，压力反射的敏感性增加，前列腺素、一氧化氮等舒血管物质的增加也与运动后的血压下降有关。

（二）运动对血压的长期影响

长期、规律的运动可引起体内神经内分泌因子、免疫系统发生持续有益的改变，并使血管结构发生良性的变化。长期运动使交感神经活性降低，去甲肾上腺素、肾素-血管紧张素系统、CRP等炎性因子、细胞黏合分子等表达下降，从而使得血管管腔增大，新生血管形成。长期、规律运动降压的作用机制主要是通过增加压力感受器的敏感性，降低去甲肾上腺素的水平，降低外周阻力，提高胰岛素敏感性，改变血管舒张和收缩因子的表达来完成的。这些神经体液因子及血管结构的改变，最终导致运动相关的持续降血压效应。

长期运动还可以改善体力和心肺功能，提高运动耐量，减轻体重，降低血脂，改善动脉粥样硬化危险因素，减少血小板聚集，扩张冠状动脉，促进侧支循环形成，改善心肌供血，减少冠状动脉事件，降低全因死亡率和心源性死亡率。

二、运动处方

在介绍高血压患者的运动处方之前，必须先明确四个概念。

体力活动：任何可以引起骨骼肌收缩并在静息能量消耗基础上引起能量消耗增加的活动。

运动：有计划、有组织、可重复的体力活动。

等张运动：肌肉收缩时肌纤维缩短，而作用在肌肉上的负荷不变，即运动过程中肌肉张力保持恒定而长度发生了变化。

等长运动：以增加肌肉张力来对抗一个固定的阻力的运动，即肌肉收缩时其长度保持恒定而张力发生了变化。

（一）运动处方的定义

20世纪50年代，美国生理学家首先提出运动处方这一概念，1969年WHO开始使用这一术语。运动处方是指导人们有计划、有目的、科学地进行锻炼的一种重要方式。它是由专业临床医师、康复治疗师、运动治疗师等，根据患者及健身锻炼者的年龄、性别、健康状况、锻炼经历、心肺功能状态、运动器官的功能水平等，用处方的形式制定的系统化、个体化的健身方案。运动处方包括的内容有运动频率、运动强度、运动持续时间和运动方式/类型。完整的运动处方还应包括运动目的和注意事项。

（二）高血压患者运动处方的制定原则

高血压患者的运动管理中需要有运动处方。为高血压患者开具运动处方要根据患者的风险评估情况、运动史及患者平素喜好的运动方式等制定安全有效、可行、个体化及循序渐进的运动方案。

（三）运动处方的制定

1.运动目的

运动是良药。运动是管理肥胖、血脂异常、糖尿病、高血压等心血管疾病危险因素的基石。运动的目的是减轻体重、预防和控制高血压、减少并发症、降低心血管发作风险。

2.运动频率

进行有氧运动时，从开始时每周3次逐渐增加，每周进行2~3天的抗阻运动。

3.运动强度

运动强度反映体力活动时耗费的绝对力量或相对力量。运动强度分为低强度、中等强度及高强度。运动强度的表示方法有无氧阈（AT）、最大摄氧量（$VO_{2\,max}$）、心率储备（HRR）、代谢当量（MET）及自感劳累分级（RPE）。

（1）无氧阈：无氧界限，指人体超过最大运动强度时体内开始乳酸分解的阈值。无氧阈多通过心肺运动试验来获得。

（2）最大摄氧量：人体在剧烈运动过程中每分钟能摄入的最大氧气量，它是反映人体有氧运动的重要指标，普通人的最大摄氧量通常为40%~50%。最大摄氧量将随年龄增长而递减，男性每年递减2%，女性每年递减2.5%。摄氧量储备（VO_2R）＝（最大摄氧量-静息摄氧量）×运动强度+静息摄氧量。

（3）心率储备：目标心率＝（最大心率-静息心率）×运动强度（%）+静息心率。最大心率可以从运动试验中获得，或用（220-年龄）。举例：患者最大心率170次/分，静息心率70次/分，运动强度为60%，则目标心率＝（170-70）×60%+70＝130次/分。

（4）代谢当量：一种表示相对能量代谢水平和运动强度的重要指标。1.0MET相当于成人坐位安静下每千克体重每分钟需要3.5 mL的氧气量。3.0MET以下为低强度体力活动，3.0～6.0MET属于中等强度的体力活动，6.0MET以上为较大强度的体力活动。表7-4为常见体力活动的代谢当量。

表7-4　常见体力活动的代谢当量

体力活动	MET
低强度	<3.0
·看电视	1.0
·在平地上散步2.7 km/h	2.3
中等强度	3.0～6.0
·骑固定式自行车，非常轻松省力	3.0
·步行4.8 km/h、跳舞、园艺、家务劳动	3.3
·骑固定式自行车，轻松省力	5.5
较大强度	>6.0
·跑步	7.0
·健美操（俯卧撑、仰卧起坐、引体向上）	8.0
·跑到终点	8.0
·跳绳，竞技体育	10.0

（5）自感劳累分级（见表7-5）

表7-5　自感劳累分级表

计分	自我理解的用力程度
6	
7	极轻
8	
9	很轻
10	
11	比较轻
12	
13	有点用力
14	
15	用力
16	
17	很用力
18	
19	极用力
20	

目前，建议高血压患者从事中等强度有氧活动（40%～60%HRR或VO$_2$R），或相当于6～20自感劳累分级的11～13级。中等强度的有氧运动就可以使高血压患者获得最佳的益处风险比，不需要进行VO$_2$R较大强度的有氧运动。中等强度的抗阻训练以50%～70%1-RM（one repetition maximum）强度进行。

4.运动持续时间

每天30～60分钟的持续或间断运动，间断运动时每次至少运动10分钟，全天累计30～60分钟。抗阻运动应至少有一组，每组8～12次重复。

5.运动方式

每次运动应以有氧运动为主，辅以抗阻运动。有氧运动包括步行、慢跑、骑自行车、游泳、划船、跳健身操、跳舞等。抗阻运动有俯卧撑、哑铃、弹力带、弹力圈、握力器等器械训练。在运动中要避免Valsalva动作。

2018年，美国相关研究再次强调，高血压患者应以有氧运动训练为主，辅以抗阻训练。推荐中等强度（40%～60%的心率储备）的有氧运动，每天至少30分钟（连续或间歇性地运动，间歇运动每次至少10分钟），每周至少5天；高强度（占心率储备的60%～80%）运动训练可以在低心血管风险的患者中进行。单次运动可能导致血压即时下降并可以维持几个小时，高血压患者要每天进行有氧运动训练。

2018年，ESC在高血压管理指南中指出，有规律的体力活动会引起SBP即时升高，继之血压下降至基线以下。耐力训练明显降低血压8.3/5.2 mmHg。建议高血压患者每天至少应参加30分钟中等强度的有氧运动（步行、慢跑、骑自行车或游泳），每周锻炼5～7天。抗阻运动每周锻炼2～3天。

（四）运动程序

每次运动分三个步骤进行。

第一步：准备活动5～10分钟，使肌肉、关节系统得到轻度刺激，提高肌肉温度，增加肢体正常运动范围，增加心血管适应性。鼓励平静呼吸，避免Valsalva动作。

第二步：训练活动20～50分钟，主要进行有氧运动，方式有散步、慢跑、骑自行车、游泳等。可逐渐达到预期的运动强度。辅以抗阻运动。

第三步：整理运动5～10分钟，有利于血液缓慢回到心脏，降低运动后低血压和心律失常的可能性。病情越重，放松运动的持续时间宜越长。

（五）如何制定有效安全的运动处方

1.运动前评估

高血压患者在运动前一定要接受全面的医学检查及康复功能评估。

2.医学评估

医学评估包括详细询问高血压病史及用药情况，询问有无冠心病、糖尿病、血脂异常病史，心功能状态，吸烟、饮酒情况，个人史，既往运动史，喜欢的运动项目，家族史。进行体格检查，以及心电图、超声心动图、基本生化等检查。为了更精确地制定运动处方，可以完善运动负荷试验。在试验前，应根据患者血压水平、其他心血管病危险因素、靶器官损害或其他心血管情况决定能否进行运动试验或者选择运动试验的方式。

3.运动试验的方式

运动试验的方式有心肺运动试验、平板运动试验、踏车运动试验及6分钟步行运动试验。通过运动评估可了解患者运动过程中的身体反应，以此来判断是否适合运动康复，并根据评估结果制定个体化的运动处方。所以，有效评估是提高高血压运动康复有效率的首要保障。

（六）高血压患者运动的适应证和禁忌证

1.适应证

（1）没有心血管系统等脏器损伤的正常血压高限（130～139）/（85～89）mmHg者。

（2）1、2级高血压患者。

（3）特别适用于向心性肥胖的代谢综合征或盐敏感性高血压、运动不足或应激性高血压者。

2.禁忌证

禁忌证包括伴有急性心肌梗死且处于不稳定期、不稳定型心绞痛、急性心力衰竭、心律失常、急性期感染，以及没有控制好的3级高血压（大于等于180/110 mmHg）。

（七）高血压患者的运动安全防范措施

第一，高血压患者运动时应循序渐进，从低强度开始逐渐增量，应根据患者情况制定个体化的运动方案。

第二，高血压患者应了解心脏疾病的前驱症状及运动相关的警告症状，包括胸痛或不适、呼吸困难、头晕或不适。如出现上述症状，应停止活动并立即就医。

第三，若患者休息时收缩压高于160 mmHg，应该停止或者推迟高强度运动训练及极量运动试验，待经药物治疗血压降低后再开始上述运动。

第四，举重运动中有肌肉静态运动时，应立即停止。要特别注意避免Valsalva动作，这个动作可以使收缩压及舒张压均升高。

第五，服用β受体阻滞剂、钙通道阻滞剂及血管扩张药会在运动后导致血压突然降低。服用上述药物的患者最好延长整理活动阶段的时间并监控恢复过程。

第六，如果患者静息时的收缩压高于200 mmHg和（或）舒张压高于110 mmHg，则不建议运动。运动中血压维持在收缩压不低于220 mmHg和（或）舒张压不低于105 mmHg范围内。

第七，高血压患者应避免在清晨运动，因为清晨是发生心血管事件的高峰期。这与清晨交感神经兴奋性增强、清晨寒冷空气的刺激易引起小血管收缩导致血压升高有关。另外，晨起时血液黏稠度高，易形成血栓，如果在清晨运动就容易引起心脑血管事件。

第八，运动有即时降压的作用，应当在运动前、运动中及运动后监测血压。

第九，要告诉高血压伴糖尿病患者低血糖的症状和体征，告知预防措施，避免低血糖。

第十，明确诊断冠心病、心力衰竭、脑卒中患者，最好在有医疗监督的情况下进行较大强度的运动。运动中有心肌缺血表现的患者，靶心率应设定在心肌缺血的阈值以下（小于等于10次/分）。

总之，健康的生活方式可以预防或延缓高血压的发生，降低心血管疾病的风险。适量的运动有助于高血压的治疗，运动可以使血压稳定或下降，运动时血压和心率的增加幅度减少，同时运动可以增加药物降压的疗效。但是需要注意的是，运动的安全性、运动训练的降压效果具有可逆性。如果停止锻炼，训练效果可能在两周内完全消失。因此，运动康复必须持之以恒，这样才能达到满意的效果。

第八章

冠心病的诊疗与预防

第一节　慢性稳定型心绞痛

一、概述

慢性稳定型心绞痛是冠心病的一种分型，是指心绞痛反复发作的临床表现持续在两个月以上，且心绞痛发作性质（如诱因、持续时间、缓解方式等）基本稳定，系因某种因素引起冠状动脉供血不足，发生急剧的、暂时的心肌缺血、缺氧，引起阵发性、持续时间短暂、休息或应用硝酸酯制剂后可缓解的以心前区疼痛为主要临床表现的综合征。本病多见于40岁以上的男性，劳累、情绪因素、高血压、吸烟、寒冷、饱餐等为常见诱因。

二、诊断要点

（一）冠心病危险因素

年龄因素（男性超过45岁、女性超过55岁）、高血压、血脂异常、糖尿病、吸烟、冠心病家族史、超重、活动减少、心理社会因素等。

（二）典型的心绞痛症状

典型的心绞痛症状为劳累后胸骨后压榨样闷痛，休息或舌下含服硝酸甘油可以缓解。患者多有典型的胸痛病史，该病可根据典型的病史做出明确诊断，因此认真采集病史对诊断和处理心绞痛来说是必要的。慢性稳定型心绞痛典型发作时的诱因、部位、性质、持续时间及缓解方式如下。

1.诱因

心绞痛发作常由体力活动引起，寒冷、精神紧张、饱餐等也可诱发。

2.部位

大多数心绞痛位于胸骨后中、上1/3段，可波及心前区，向左肩、左上肢尺侧、下颌放射，也可向上腹部放射。少数患者以放射部位为主要不适部位。

3.性质

心绞痛是一种钝痛，为压迫、憋闷、堵塞、紧缩等不适感，重者可伴出汗、濒死感。

4.持续时间

心绞痛的持续时间较短暂，一般3～5分钟，不超过15分钟，可数天或数星期发作1次，也可1日内多次发作。

5.缓解方式

进行体力活动时发生的心绞痛如停止活动，休息数分钟即可缓解。舌下含服硝酸甘油后1～3分钟也可使心绞痛缓解。服硝酸甘油10分钟后症状不缓解，提示可能为非心绞痛或有严重的心肌缺血。

（三）常规检查提示心肌缺血

1.静息心电图

对于慢性稳定型心绞痛患者必须进行静息心电图检查。尽管心电图对冠心病诊断的敏感性低，约50%以上的慢性稳定型心绞痛患者心电图结果正常，但心电图仍可以提供有价值的诊断性信息，如可见ST-T改变、病理Q波、传导阻滞及各种心律失常，特别是心绞痛发作时的ST-T动态改变。心绞痛时ST段水平形或下斜形压低，部分心绞痛发作时仅表现为T波倒置，而发作结束后ST-T改变明显减轻或恢复，即可做出明确诊断。值得注意的是，部分患者原有T波倒置，心绞痛发作时T波可变为直立（正常化）。

2.运动心电图

单用运动试验诊断冠心病敏感性较低（约75%）。在低发冠心病的人群中，假阳性率很高，尤其是无症状者。在年轻人和女性患者中假阳性的发生率更高。运动试验有以下两个主要用途。

（1）冠心病的诊断和预后的判断。如果使用得当，运动试验是可靠的、操作方便的危险分层方法。

（2）对鉴别高危患者和即将进行介入手术的患者特别有效，但在临床上应注意其适应证，以免出现危险。

3.负荷心肌灌注显像

负荷心肌灌注显像是较运动试验更准确的诊断冠心病的方法，可显示缺血心肌的范围和部位，其敏感性和特异性较运动试验高。但对运动试验已经诊断明确的高危者，负荷心肌灌注显像并不能提供更多的信息。对怀疑运动试验假阳性或假阴性而静息心电图异常的患者有诊断价值。对考虑进行冠状动脉介入治疗的多支血管病变患者，负荷心肌灌注显像有助于确定哪支血管为"罪犯血管"。对左心室功能障碍的患者，负荷心肌灌注显像可鉴别冬眠心肌，从而通过冠状动脉介入治疗获益。负荷心肌灌注显像的缺血范围与预后成正比。

4.静息和负荷超声心动图

静息和运动时的左心室功能障碍预示患者预后不良。和负荷心肌灌注显像一样，负荷超声心动图是确诊冠心病特异性和敏感性较高的方法。负荷超声心动图有助于判断冬眠心肌所致的心功能障碍，而冬眠心肌功能可通过冠状动脉介入术得到改善。

（四）多层螺旋CT

近年来，应用多层螺旋CT增强扫描无创地显示冠状动脉的解剖（以下简称"冠脉CT"）已逐渐成熟，目前常用的64～256层CT对冠心病的诊断价值已得到国内外医学界的普遍认可。虽然冠状动脉造影（以下简称"冠脉造影"）目前仍是诊断冠心病的金标准，但在下列方面表现出明显不足。

第一，因临床症状和心电图改变而进行的冠脉造影阳性率不足50%（冠状动脉无明显狭窄或闭塞），有些医院甚至不足20%。

第二，不少患者心存畏惧，不愿住院接受有创的造影，且该方法费用较高。

第三，冠脉造影不能显示危险的类脂斑块，不能提出预警。这种斑块容易破裂，造成猝死（发病后1小时甚至几分钟内死亡），几乎无抢救机会。患者生前从无相关症状，出现的第1个"症状"就是猝死。

冠脉CT目前虽还不能完全代替冠脉造影，但冠脉CT能可靠显示冠状动脉壁上的类脂斑块，及时应用调脂药可有效将其消除，从而大大降低或避免心脏性猝死的危险。冠脉CT还能对接受冠状动脉旁路移植术的患者进行无创复查，相当准确地了解有无再狭窄或闭塞。

冠状动脉重度钙化时无法判断狭窄程度、对于心律失常患者无法获得好的图像，以及辐射剂量较大是目前冠脉CT的最大不足。对120例患者进行调查后的统计结果显示，冠状动脉正常或仅有1～2处病变的70例患者，冠脉CT对狭窄位置和程度的诊断符合率可达99.2%。冠脉CT仅对0.8%的患者的狭窄程度的诊断不够准确。但对多发病变（冠状动脉明显狭窄达5处以上），诊断的准确率仅为88.4%。

冠脉CT的技术还在迅速发展，机型几乎年年出新。最新机型使检查过程简化，适应证增宽（无须控制心率），屏气扫描时间缩短至1～4秒，射线剂量和对比剂用量均远低于冠脉造影，并不断提高图像质量。

（五）冠脉造影术

冠脉造影是目前诊断冠心病的最可靠的方法，其适应证为以下四种。

第一，临床及无创性检查不能明确诊断者。

第二，临床及无创性检查提示有严重冠心病者应进行冠脉造影，以选择做血运重建术，改善预后。

第三，心绞痛内科治疗无效者。

第四，需考虑做介入性手术者。

（六）鉴别诊断

慢性稳定型心绞痛要与以下疾病相鉴别。

第一，急性冠脉综合征。

第二，其他疾病引起的心绞痛，如严重的主动脉瓣狭窄或关闭不全、风湿性动脉炎、梅毒性主动脉炎、肥厚型心肌病、心肌桥病变等。

第三，肋间神经痛和肋软骨炎。

第四，心脏神经症。

第五，不典型疼痛还需与反流性食管炎等食管疾病、膈疝、消化性溃疡、肠道疾病、颈椎病等相鉴别。

三、治疗

慢性稳定型心绞痛的治疗主要有两个目标：第一，预防心肌梗死的发生和延长寿命；第二，缓解心绞痛症状及减少发作频率，以改善生活质量。第一个目标是最终目标。如果有数种策略可供选择，且都能够达到缓解心绞痛的效果，那么能否有效预防死亡将是其选择的主要依据。

慢性稳定型心绞痛的治疗措施包括改变生活方式、药物治疗及血运重建术三个方面。临床医师应根据患者个体情况的差异和伴随疾病的不同而选择不同的治疗方案。

（一）改变生活方式

改变生活方式是慢性稳定型心绞痛治疗的重要手段，因为它可以改善症状和预后，并且较经济，应该鼓励每个患者持之以恒。

1.戒烟

吸烟是导致冠心病的主要危险因素，有研究表明，戒烟可使冠心病病死率下降36%，其作用甚至超过单独应用他汀类药物和阿司匹林。因此，应积极协助吸烟患者进行戒烟治疗。

2.饮食干预

冠心病患者应以蔬菜、水果、鱼和家禽肉为主要食物。饮食干预是调脂治疗的有效补充手段，单独低脂饮食就可使血清中的胆固醇成分平均降低5%。改变饮食习惯能预防心绞痛。

3.控制体重

肥胖与心血管事件密切相关。目前还没有干预试验显示减轻体重可以减轻心绞痛的程度，但体重的减轻可以减少心绞痛发作的频率，且可能改善预后。现今随着肥胖（尤其是向心性肥胖）程度的增加，患者可出现以肥胖、胰岛素抵抗、脂质紊乱、高血压为特征的代谢综合征，后者可导致心血管事件增加。目前有新的治疗方法可减少肥胖和代谢综合征，大麻素（cannabinoid）1型受体拮抗药联合低热量饮食，可显著减轻体重和减少心血管事件危险因素，但其对冠心病肥胖患者的作用尚待确立。

4.控制血糖

所有糖尿病患者都必须严格控制血糖，以降低长期并发症（包括冠心病）的发生概率。一级预防试验及心肌梗死后的二级预防试验表明，强化降糖治疗可降低致残率和死亡率，且心肌梗死时血糖控制不佳提示预后不佳。

5.适度运动

鼓励患者进行可以耐受的体力活动，因为运动可以增大运动耐量，降低症状的发生概率。运动还可以减轻体重，提高高密度脂蛋白浓度，降低血压、血脂，还有助于促进冠状动脉侧支循环的形成，可以改善冠心病患者的预后。值得注意的是，患者应该根据自身的具体病情制定符合自身情况的运动方式和运动量，最好咨询心脏科医生。

（二）药物治疗

以下将根据不同的作用机制分述慢性稳定型心绞痛内科治疗的药物。

1.抗血小板治疗

（1）阿司匹林：可以抑制血小板在动脉粥样硬化斑块上的聚集，防止血栓形成，同时通过抑制血栓素A_2（TXA_2）的形成，抑制TXA_2所致的血管痉挛。因此，阿司匹林虽不能直接改善心肌氧的供需关系，但能预防冠状动脉内微血栓或血栓形成，有助于预防心脏事件的发生。慢性稳定型心绞痛患者可采用小剂量，即75～150 mg/d。不良反应主要有胃肠道反应等。颅内出血少见，在上述剂量情况下发生率低于每年0.1%。在长期应用阿司匹林的过程中，应该选择最小的有效剂量，达到治疗目的和胃肠道不良反应方面的平衡。

（2）ADP受体拮抗药：盐酸噻氯匹定250 mg，1～2次/天，或硫酸氢氯吡格雷首次剂量300 mg，然后75 mg/d，通过ADP受体抑制血小板内钙离子活性，并抑制血小板之间纤维蛋白原的形成。本类药物与阿司匹林的作用机制不同，合用时可明显增强疗效，但合用不作为常规治疗，而趋向于短期使用，如预防支架后急性或亚急性血栓形成，或用于有高凝倾向、近期有频繁休息时心绞痛或反复出现心内膜下梗死者。硫酸氢氯吡格雷是一种可供选择的对胃黏膜没有直接作用的抗血小板药物，可用于不能耐受阿司匹林或对阿司匹林过敏的患者。

（3）肝素或低分子量肝素：抗凝治疗主要为抗凝血酶治疗，肝素为比较有效的药物之一。近年来，大规模的临床试验表明低分子量肝素在降低心绞痛，尤其是不稳定型心绞痛患者的急性心肌梗死发生率方面优于静脉普通肝素，故已作为治疗不稳定型心绞痛的常规用药。

2.抗心绞痛药物

（1）β受体阻滞剂：通过阻断拟交感胺类的作用，减弱心肌收缩力和降低血压，从而起到明显降低心肌耗氧量的作用。另外，它还能减慢心率，增加心脏舒张期时间与心肌供血时间，并且能防止心脏猝死，既能缓解症状，又能改善预后。因此，β受体阻滞剂是治疗慢性稳定型心绞痛的首选药物。β受体阻滞剂应该从小剂量开始应用，逐渐增加剂量，使患者安静时心率维持在每分钟55～60次，严重心绞痛可降至每分钟50次。

盐酸普萘洛尔是最早用于临床的β受体阻滞剂，用法为3～4次/天，每次10 mg。该药在治疗高血压、心绞痛、急性心肌梗死方面已有30多年的应用历史，疗效十分肯定。但由于盐酸普萘洛尔是非选择性β受体阻滞剂，在治疗心绞痛等方面现已逐步被β_1受体选择性阻滞药取代。目前，临床上的常用制剂有：酒石酸美托洛尔12.5～50.0 mg，2次/天；阿替洛尔（atenolol）12.5～25.0 mg，2次/天；醋丁洛尔（acebutolol，醋丁酰心胺）200～400 mg/d，分2～3次服用；富马酸比索洛尔（bisoprolol，康可）25～10 mg，1次/天；噻利洛尔（celiprolol，噻利心安）200～400 mg，1次/天；等等。

β受体阻滞剂的禁忌证：心率低于50次/分、动脉收缩压低于90 mmHg、中重度心力衰竭、二到三度房室传导阻滞、严重慢性阻塞性肺部疾病或哮喘、末梢循环灌注不良、严重抑郁者等。

本药可与硝酸酯类药物合用，但需注意以下三点。

①本药与硝酸酯类制剂有协同作用，因而起始剂量要偏小，以免引起直立性低血压等不良反应。

②停用本药时应逐渐减量，如突然停药有诱发心肌梗死的危险。

③剂量应逐渐增加到发挥最大疗效，但应注意个体差异。

我国慢性稳定型心绞痛诊断治疗指南指出，β受体阻滞剂是慢性稳定型心绞痛患者改善心肌缺血的最主要药物，应逐步增加到最大耐受剂量。当不能耐受β受体阻滞剂或疗效不满意时可换用钙拮抗药、长效硝酸酯类药物或尼可地尔。当单用β受体阻滞剂疗效不满意时也可加用长效二氢吡啶类钙拮抗药或长效硝酸酯类，对于严重心绞痛患者必要时可考虑β受体阻滞剂、长效二氢吡啶类钙拮抗药及长效硝酸酯类药物三药合用（需严密观察血压）。

（2）硝酸酯类制剂：硝酸酯类（nitrates）药物能扩张冠状动脉，增加冠状循环的血流量，还能通过对周围血管的扩张作用减轻心脏前后负荷和心肌的需氧，从而缓解心绞痛。

硝酸酯类药物常见的不良反应是头晕、头痛、颜面潮红、心率加快、血压下降，患者一般可以耐受，尤其是多次给药后。第一次用药时，患者宜平卧片刻，必要时吸氧。轻度的反应可作为药物起效的指标，不影响继续用药。若出现心动过速或血压降低过多，则不利于心肌灌注，甚至使病情恶化，应减量或停药。

长时间静脉用药可能产生耐受性，需增加剂量，或间隔使用，一般在停用10小时以上即可复效。其他途径给药，如含服等则不会产生耐受性。

临床上常用的硝酸酯类制剂有以下三种。

①硝酸甘油（nitroglycerin，NTG）是最常用的药物，一般以舌下含服给药。心绞痛发作时，立即舌下含化0.3～0.6 mg，1～2分钟见效，持续15～30分钟。该药对约92%的患者有效，其中76%的患者在3分钟内见效。需要注意的是，慢性稳定型心绞痛患者，如果服用的硝酸甘油在10分钟以上才起作用，这种心绞痛的缓解可能不是硝酸甘油的作用，或者是硝酸甘油失效。

②硝酸异山梨酯（isosorbide dinitrate，ISDN，又称消心痛）为长效制剂，3次/天，每次5～20 mg，服药后30分钟起作用，持续3～5小时。该药的缓释制剂药效可维持12小时，可用20 mg，2次/天。单硝酸异山梨酯（isosorbide 5-mononitrate）多为长效制剂，20～50 mg，每天1～2次。患青光眼、颅内压升高、低血压者不宜使用本类药物。

③长效硝酸甘油制剂：服用长效片剂，硝酸甘油持续而缓慢释放，口服30分钟后起作用，持续8～12小时，可每8小时1次，每次2.5 mg。用2%硝酸甘油油膏或皮肤贴片（含5～10 mg）涂或贴在胸前或上臂皮肤而缓慢吸收，适用于预防夜间心绞痛发作。最近还有置于上唇内侧与牙龈之间的缓释制剂。

（3）钙拮抗药：通过抑制钙离子进入细胞内，抑制心肌细胞兴奋-收缩耦联中钙离子的作用，抑制心肌收缩，减少心肌氧耗，扩张冠状动脉，解除冠状动脉痉挛，改善心肌供血，扩张周围血管，降低动脉压，减轻心脏负荷，降低血液黏滞度，抗血小板聚集，改善心肌微循环。因其阻滞钙离子的内流而能够有效防治心肌缺血再灌注损伤，保护心肌。钙拮抗药对冠状动脉痉挛引起的变异型心绞痛有很好的疗效，因为它直接抑制冠状动脉平滑肌收缩并使其扩张。

钙拮抗药与其他扩血管药物相似，有服药后颜面潮红、头痛、头胀等不良反应。一般1周左右即可适应，不影响治疗。少数患者发生轻度踝关节水肿或皮疹。部分病例可加重心力衰竭或引起传导阻滞，临床上应予以注意。盐酸维拉帕米和盐酸地尔硫䓬与β受体阻滞剂合用时有过度抑制心肌收缩的危险。因此，临床上不主张将非二氢吡啶类钙拮抗药与β受体阻滞剂联用。停用本类药物时也应逐渐减量停服，以免发生冠状动脉痉挛。

钙拮抗药主要分为二氢吡啶类与非二氢吡啶类。非二氢吡啶类包括盐酸地尔硫䓬与盐酸维拉帕米，它们在化学结构上并无相同之处。

二氢吡啶类举例如下。

①硝苯地平（nifedipine，硝苯吡啶，心痛定）：有较强的扩血管作用，使外周阻力下降，心排血量增加，引起交感神经兴奋，心率加快，而对心脏传导系统无明显影响，故也无抗心律失常作用。硝苯地平一般用法：10～20 mg，3次/天。舌下含服3～5分钟发挥作用，每次持续4～8小时，故为短效制剂。循证医学的证据表明，短效二氢吡啶类钙拮抗药对冠心病的远期预后有不利的影响，故在防治心绞痛的药物治疗中需避免应用。现有缓释制剂20～40 mg，1～2次/天，能平稳维持血药浓度。

②其他常用于治疗心绞痛的二氧吡啶类钙拮抗药有尼群地平（nitrendipine），口服每次 10 mg，1～3 次 / 天；盐酸尼卡地平（nicardipine），口服每次 10～30 mg，3～4 次 / 天，属短效制剂，现有缓释片口服每次 30 mg，2 次 / 天；苯磺酸左旋氨氯地平（levamlodipine besylate tablets），口服每次 5 mg，每日 1 次，治疗两周疗效不理想可增至每日 10 mg。需要长期用药的患者，推荐使用控释、缓释或长效制剂。

非二氢吡啶类举例如下。

①盐酸地尔硫䓬：对冠状动脉和周围血管有扩张作用，抑制冠状动脉痉挛，增加缺血心肌的血流量，有改善心肌缺血和降低血压的作用。用法为口服每次30～60 mg，3次/天。现有缓释胶囊，每粒90 mg。尤其适用于变异型心绞痛。

②盐酸维拉帕米：有扩张外周血管及冠状动脉的作用，此外还有抑制窦房

结和房室结兴奋性及传导功能的作用，可减慢心率、降低血压，从而降低心肌耗氧。口服每次40 mg，3次/天。现有缓释片，每次240 mg，每日1次。

（4）钾通道激活药：主要通过作用于血管平滑肌细胞和心肌细胞的钾通道，发挥扩张血管、改善心肌供血和增强缺血预适应、保护心肌的作用。尼可地尔是目前临床上唯一使用的此类药物，具有硝酸酯类和钾通道开放的双重作用。但目前尚无证据表明钾通道激活剂优于其他抗心绞痛药物，能明显改善冠心病预后。目前，该药主要用于顽固性心绞痛的综合治疗。尼可地尔用法：每次口服5～10 mg，3次/天。

（5）改善心肌能量代谢：在心肌缺血缺氧的状态下，应用盐酸曲美他嗪（万爽力）抑制心肌内脂肪酸氧化途径，促使有限的氧供更多地通过葡萄糖氧化产生更多的能量，更早地阻止或减少缺血缺氧的病理生理改变，从而缓解临床症状，改善预后。

3.他汀类药物

近代药物治疗慢性稳定型心绞痛的最大进展是他汀类药物的开发和应用。该类药物抑制胆固醇合成，增加低密度脂蛋白胆固醇（LDL-C）受体的肝脏表达，导致机体对LDL-C的清除能力提升。研究表明，他汀类药物可降低LDL胆固醇水平20%～60%。应用他汀类药物后，冠脉造影变化所显示的管腔狭窄程度和动脉粥样硬化斑块消退程度较少，而患者的临床冠心病事件的危险性降低却十分显著。对此种情况的进一步解释是他汀类药物除了降低LDL-C、胆固醇、三酰甘油水平和提高高密度脂蛋白胆固醇（HDL-Ch）水平，还可能有其他有益作用，包括稳定甚至缩小粥样斑块、抗血小板、调整内皮功能、改善冠状动脉内膜反应、抑制粥样硬化处炎症、抗血栓和降低血黏稠度等非调脂效应。

他汀类药物的治疗结果说明，对已确诊为冠心病的患者，经积极调脂后，明显减慢疾病进展并降低以后心血管事件的发生概率。慢性冠心病患者中许多是慢性稳定型心绞痛患者。慢性稳定型心绞痛患者的LDL-C水平应控制在2.6 mmol/L以下。

4.血管紧张素转化酶抑制药（ACEI）

2007年，中国《慢性稳定型心绞痛诊断与治疗指南》明确了ACEI在慢性稳定型心绞痛患者中的治疗地位，将并发糖尿病、心力衰竭、左心室收缩功能不全或高血压的慢性稳定型心绞痛患者应用ACEI作为Ⅰ类推荐（证据水平A），将有明确冠状动脉疾病的所有患者使用ACEI作为Ⅱa类推荐，并指出："所有冠心病患者均能从ACEI治疗中获益。"

（三）血运重建术

目前，有两种疗效肯定的血运重建术被用于治疗由冠状动脉粥样硬化所致的慢性稳定型心绞痛：经皮冠脉介入术（PCI）和冠状动脉旁路移植术（CABG）。对于慢性稳定型心绞痛患者，冠状动脉病变越重，越宜尽早进行介入治疗或外科治疗，能最大限度地改善心肌血供和改善预后。

根据现有循证医学的证据，严重左主干或等同病变，3支主要血管近端严重狭窄，包括前降支（LAD）近端高度狭窄的1～2支血管病变，且伴有可逆性心肌缺血及左心室功能受损而伴有存活心肌的严重冠心病患者，进行血运重建术可改善预后（减少死亡及MI）。糖尿病并发3支血管严重狭窄，无LAD近端严重狭窄的单、双支病变心性猝死或持续性室性心动过速复苏存活者，日常活动中频繁发作缺血事件者，血运重建有可能改善预后。因此，对于这些患者，若其潜在获益大于手术风险，可根据病变特点选择CABG或PCI。

药物治疗和血运重建术能有效改善大部分患者冠心病的病情。然而，仍有一部分患者尽管尝试了不同的治疗方法，仍遭受心绞痛的严重困扰。难治性的慢性稳定型心绞痛患者被认为是严重的冠心病引起的心肌缺血所致，在排除引发胸痛的非心脏性因素后，可以考虑其他治疗方案。慢性难治性心绞痛需要一种有效的最佳治疗方案，前提是各种药物都使用到个体所能耐受的最大剂量。其他可予考虑的治疗方法包括以下九种。

第一，增强型体外反搏（EECP）。

第二，神经调节技术（经皮电神经刺激和脊髓刺激）。

第三，胸部硬脊膜外麻醉。

第四，经内镜胸部交感神经阻断术。

第五，星状神经节阻滞术。

第六，心肌激光打孔术。

第七，基因治疗。

第八，心脏移植。

第九，调节新陈代谢的药物。

四、预防

对慢性稳定型心绞痛，一方面要应用药物防止心绞痛再次发作，另一方面应从阻止或逆转动脉粥样硬化病情进展、预防心肌梗死等方面综合考虑以改善预后。

第二节　不稳定型心绞痛

一、定义

临床上将原来的初发型心绞痛、恶化型心绞痛和各型自发性心绞痛广义地统称为不稳定型心绞痛。其特点是疼痛发作频率增加、程度加重、持续时间延长、发作诱因改变，甚至休息时亦出现持续时间较长的心绞痛。含服硝酸甘油效果差，或无效。本型心绞痛介于稳定型心绞痛和急性心肌梗死之间，易发展为心肌梗死，但无心肌梗死的心电图及血清酶学改变。

不稳定型心绞痛是介于劳力性稳定型心绞痛和急性心肌梗死之间的一组临床心绞痛综合征。有学者认为，除了稳定的劳力性心绞痛为稳定型心绞痛，其他所有的心绞痛均属于不稳定型心绞痛。若劳力性和自发性心绞痛同时发生在同一个患者身上，则称为混合型心绞痛。

不稳定型心绞痛具有独特的病理生理机制及临床预后，如果得不到及时、恰当的治疗，可能发展为急性心肌梗死。

二、病因及发病机制

目前认为有五种因素与不稳定型心绞痛的产生有关，它们相互关联。

（一）动脉粥样硬化斑块上有非阻塞性血栓

动脉粥样硬化斑块破裂诱发血小板聚集及血栓形成，血栓形成和自溶的动态不平衡过程，导致动脉发生不稳定的不完全性阻塞，这种因素为不稳定型心绞痛最常见的发病原因。

（二）动力性冠状动脉阻塞

在冠状动脉器质性狭窄的基础上，病变局部的冠状动脉发生异常收缩、痉挛导致冠状动脉功能性狭窄，进一步加重心肌缺血，产生不稳定型心绞痛。这种局限性痉挛与内皮细胞功能紊乱、血管收缩反应过度有关，常发生在动脉粥样硬化的斑块部位。

（三）冠状动脉严重狭窄

冠状动脉以斑块导致的固定性狭窄为主，不伴有痉挛或血栓形成，见于某些冠状动脉斑块逐渐增大、管腔狭窄进行性加重的患者，或PCI术后再狭窄的患者。

（四）冠状动脉炎症

近年来的研究认为，斑块发生破裂与其局部的炎症反应有十分密切的关系，在炎症反应中感染因素可能也起一定作用，其感染物可能是巨细胞病毒和肺炎衣原体。这些患者炎症递质标志物水平检测常有明显升高。

（五）全身疾病加重的不稳定型心绞痛

在原有动脉粥样硬化性狭窄的基础上，外源性诱发因素影响动脉血管导致心肌氧的供求失衡，心绞痛恶化加重。常见原因有以下三点。

第一，心肌需氧量增加，如发热、心动过速、甲状腺功能亢进等。

第二，动脉血流量减少，如低血压、休克。

第三，心肌氧释放量减少，如贫血、低氧血症。

三、临床表现

（一）症状

临床上不稳定型心绞痛可表现为新近发生（1个月内）的劳力性心绞痛，或原有稳定型心绞痛的主要特征近期内发生了变化，如心前区疼痛发作更频繁、程度更严重、时间延长，在轻微活动甚至是休息时也发作。少数不稳定型心绞痛患者可无胸部不适表现，仅表现为颌、耳、颈、臂或上胸部发作性疼痛不适，或表现为发作性呼吸困难，其他还可表现为发作性恶心、呕吐、出汗和不能解释的疲乏症状。

（二）体检

本病患者一般无特异性体征。心肌缺血发作时可发现反常的左心室心尖冲动，听诊有心率增快和第一心音减弱，可闻及第三心音、第四心音或二尖瓣反流性杂音。当心绞痛发作时间较长，或心肌缺血较严重时，可发生左心室功能不全的表现，如双肺底细小水泡音，甚至急性肺水肿或伴低血压，也可发生各种心律失常。

体检的主要目的是努力寻找诱发不稳定型心绞痛的原因，如难以控制的高血压、低血压、心律失常、梗阻性肥厚型心肌病、贫血、发热、甲状腺功能亢进、肺部疾病等，并确定心绞痛对患者血流动力学的影响，如对生命体征、心功能、乳头肌功能或二尖瓣功能等的影响，这些体征的存在高度提示预后不良。

体检对胸痛患者的鉴别诊断至关重要，有几种疾病状态如得不到及时、准确的诊断，则可能出现严重后果，如背痛、胸痛、脉搏不整、主动脉夹层破裂、急性心包炎、心脏压塞、气管移位、急性呼吸困难、胸膜疼痛和呼吸音改变等。

（三）临床类型

1.自发性心绞痛

心绞痛发生在休息时,发作时间较长,含服硝酸甘油效果欠佳,病程1个月以内。

2.初发型心绞痛

新近发生（发病时间在1个月以内）的严重心绞痛，加拿大心血管协会（CCS）的心绞痛分级标准（表8-1）分级Ⅲ级以上的心绞痛为初发型心绞痛，尤其注意近48小时内有无自发性心绞痛发作及其发作的频率变化。

表8-1　加拿大心血管协会（CCS）的心绞痛分级标准

分级	特点
Ⅰ级	一般日常活动如走路、登楼不引起心绞痛，心绞痛发生在剧烈、速度快或长时间的体力活动或运动后
Ⅱ级	日常活动轻度受限，心绞痛发生在快步行走、登楼、餐后行走、冷空气中行走、逆风行走或情绪波动后活动时

续表

分级	特点
Ⅲ级	日常活动明显受限，心绞痛发生在以一般速度行走时
Ⅳ级	轻微活动即可诱发心绞痛，患者不能做任何体力活动，但休息时无心绞痛发作

3.恶化型心绞痛

既往诊断的心绞痛，最近发作次数频繁、持续时间延长或痛阈降低（CCS分级增加1级或CCS分级Ⅲ级以上）。

4.心肌梗死后心绞痛

发生急性心肌梗死24小时至1个月发生的心绞痛。

5.变异型心绞痛

休息或一般活动时发生的心绞痛，发作时心电图（ECG）显示暂时性ST段抬高。

四、辅助检查

（一）心电图

在不稳定型心绞痛患者中，常有伴随症状而出现的短暂的ST段偏移伴或不伴有T波倒置，但不是所有不稳定型心绞痛患者都发生这种ECG改变。ECG变化常随着胸痛的缓解而完全或部分恢复。症状缓解后，ST段抬高或降低，或T波倒置不能完全恢复，是预后不良的标志。伴随症状产生的ST段、T波改变持续超过12小时者可能提示非ST段抬高心肌梗死。此外，临床表现拟诊为不稳定型心绞痛的患者，胸导联T波呈明显对称性倒置（大于等于0.2 mV），高度提示急性心肌缺血，可能系前降支严重狭窄所致。胸痛患者ECG正常也不能排除不稳定型心绞痛的可能。若发作时倒置的T波呈伪性改变（假正常化），发作后T波恢复原倒置状态，或以前心电图正常者近期内出现心前区多导联T波深倒，在排除非Q波性心肌梗死后结合临床也应考虑不稳定型心绞痛的诊断。

不稳定型心绞痛患者中有75%～88%的一过性ST段改变不伴有相关症状，为无痛性心肌缺血。动态心电图检查不仅有助于检出上述心肌缺血的动态变化，还可用于不稳定型心绞痛患者常规抗心绞痛药物治疗的评估，以及作为判断是否需要进行冠脉造影和血管重建术的参考指标。

（二）心肌生化标志物

心脏肌钙蛋白：肌钙蛋白复合物包括3个亚单位，即肌钙蛋白T（TnT）、肌钙蛋白I（TnI）和肌钙蛋白C（TnC），目前只有TnT和TnI被应用于临床。约有35%的不稳定型心绞痛患者显示血清TnT水平升高，但其升高的幅度和持续的时间与AMI有差别。AMI患者中TnT＞3.0 ng/mL者占88%，非Q波心肌梗死患者中仅占17%，不稳定型心绞痛中无TnT＞3.0 ng/mL者。因此，TnT升高的幅度和持续时间可作为不稳定型心绞痛与急性心肌梗死的鉴别诊断之参考。

不稳定型心绞痛患者TnT和TnI升高者较正常者预后差。临床怀疑不稳定型心绞痛者TnT定性试验为阳性结果者表明有心肌损伤（相当于TnT＞0.05 μg/L），但如为阴性结果并不能排除不稳定型心绞痛的可能性。

（三）冠脉造影

目前，冠脉造影仍是诊断冠心病的"金标准"。在长期稳定型心绞痛的基础上出现的不稳定型心绞痛常提示为多支冠状动脉病变，而新发的自发性心绞痛可能为单支冠状动脉病变。冠脉造影结果正常提示可能是冠状动脉痉挛、冠状动脉内血栓自发性溶解、微循环系统异常等原因引起，或冠脉造影病变漏诊。

不稳定型心绞痛有以下情况时应视为冠脉造影强适应证。

第一，近期内心绞痛反复发作，胸痛持续时间较长，药物治疗效果不满意者可考虑及时进行冠脉造影，以决定是否进行急诊介入性治疗或急诊冠状动脉旁路移植术（CABG）。

第二，原有劳力性心绞痛近期内突然在休息时频繁发作者。

第三，近期活动耐量明显降低，特别是低于Bruce Ⅱ级或4MET者。

第四，梗死后心绞痛。

第五，原有陈旧性心肌梗死，近期出现由非梗死区缺血所致的劳力性心绞痛。

第六，严重心律失常、左心室射血分数（LVEF）小于40%或充血性心力衰竭。

（四）螺旋CT血管成像（CTA）

近年来，多层螺旋CT，尤其是64排螺旋CTA在冠心病诊断中正在推广应用。CTA能够清晰地显示冠状动脉主干及其分支狭窄、钙化、开口起源异常及桥血管病变。有资料显示，CTA诊断冠状动脉病变的灵敏度为96.33%，特异度为98.16%，阳性预测值为97.22%，阴性预测值为97.56%。其中，对左主干、左前降支病变及大于75%的病变灵敏度最高，分别达到100%和94.4%。CTA对冠状动脉狭窄病变、桥血管、开口畸形、支架管腔、斑块形态均显影良好，对钙化病变的诊断率优于冠脉造影，阴性者不能排除冠心病，阳性者应进一步进行冠脉造影检查。另外，CTA也可以作为冠心病高危人群无创性筛选检查及冠状动脉旁路移植术后随访的手段。

（五）其他非创伤性检查

其他非创伤性检查包括运动平板试验、运动放射性核素心肌灌注扫描、药物负荷试验、超声心动图等，均有助于诊断。通过非创伤性检查可以帮助决定冠脉造影单支临界性病变是否需要做介入性治疗，明确缺血的相关血管，为血运重建治疗提供依据。同时，可以提供是否有存活心肌的证据，也可作为经皮腔内冠状动脉成形术（PTCA）后判断是否有再狭窄的重要对比资料。但不稳定型心绞痛急性期应避免做任何形式的负荷试验，这些检查宜在病情稳定后进行。

五、诊断

（一）诊断依据

同时具备下述情形者，应诊断为不稳定型心绞痛。

第一，临床新出现或恶化的心肌缺血症状表现（心绞痛、急性左心衰竭）或心电图心肌缺血图形。

第二，无或仅有轻度的心肌酶（肌酸激酶同工酶），或TnT、TnI升高（未超过2倍正常值），且心电图无ST段持续抬高。应根据心绞痛发作的性质、特点，发作时的体征和发作时心电图的改变，以及冠心病危险因素等，结合临床综合判断，以提高诊断的准确性。心绞痛发作时心电图ST段抬高或压低的动态变化及左束支阻滞等具有诊断价值。

（二）危险分层

不稳定型心绞痛的诊断确立后，应进一步进行危险分层，以便对其进行预后评估和干预措施的选择。

1.中华医学会心血管分会关于不稳定型心绞痛的危险度分层

根据心绞痛发作情况、发作时ST段下移程度，以及发作时患者的一些特殊体征变化，将不稳定型心绞痛患者分为高、中、低危险组（表8-2）。

表8-2　不稳定型心绞痛临床危险度分层

组别	心绞痛类型	发作时ST降低幅度（mm）	持续时间（min）	肌钙蛋白T或I
低危险组	初发、恶化型心绞痛，无静息时发作	≤1	<20	正常
中危险组	1个月内出现的自发性心绞痛，但48小时内无发作者（多数由劳力性心绞痛进展而来）或梗死后心绞痛	>1	<20	正常或轻度升高
高危险组	48小时内反复发作自发性心绞痛或梗死后心绞痛	>1	>20	升高

注：①陈旧性心肌梗死患者其危险度分层上调一级，若心绞痛是由非梗死区缺血所致，应视为高危险组；②左心室射血分数（LVEF）小于40%，应视为高危险组；③若心绞痛发作时并发左心功能不全、二尖瓣反流、严重心律失常或低血压[SBP ≤ 12.0 kPa（90 mmHg）]，应视为高危险组；④当横向指标不一致时，按危险度高的指标归类。例如，心绞痛类型为低危险组，但心绞痛发作时ST段压低超过1 mm，应归入中危险组。

2.ACC/AHA关于不稳定型心绞痛/非ST段抬高心肌梗死的危险分层

ACC/AHA关于不稳定型心绞痛/非ST段抬高心肌梗死的危险分层见表8-3。

表8-3　ACC/AHA关于不稳定型心绞痛/非ST段抬高心肌梗死的危险分层

危险分层	高危（至少有下列特征之一）	中危（无高危特点但有以下特征之一）	低危（无高、中危特点但有下列特点之一）
病史	近48小时内加重的缺血性胸痛发作	既往MI、外围血管或脑血管病，或CABG，曾服用过阿司匹林	近2周内发生的CCS分级Ⅰ级或以上，伴有高、中度冠状动脉病变可能者
胸痛性质	自发性心绞痛超过20分钟	自发性心绞痛超过20分钟，现已缓解，有高、中度冠状动脉病变可能性；自发性心绞痛超过20分钟，经休息或含服硝酸甘油缓解	无自发性心绞痛持续发作超过20分钟

危险分层	高危（至少有下列特征之一）	中危（无高危特点但有以下特征之一）	低危（无高中危特点但有下列特点之一）
临床体征或发现	第三心音、新的或加重的奔马律，左心室功能不全（LVEF＜40%），二尖瓣反流，严重心律失常或低血压 [SBP ≤ 12.0 kPa（90 mmHg）] 或存在与缺血有关的肺水肿，年龄超过75岁	年龄超过75岁	—
ECG变化	休息时胸痛发作伴ST段变化（大于0.1 mV）；新出现Q波，束支传导阻滞；持续性室性心动过速	T波倒置大于0.2 mV，病理性Q波	胸痛期间ECG正常或无变化
肌钙蛋白监测	明显升高（TnT或TnI大于0.1 μg/mL）	轻度升高（TnT大于0.01，但小于0.1 μg/mL）	正常

六、鉴别诊断

在确定患者为心绞痛发作后，还应对其是否稳定做出判断。

与稳定型心绞痛相比，不稳定型心绞痛症状的特点是短期内疼痛发作频率增加、无规律、程度加重、持续时间延长、发作诱因改变或不明显，甚至休息时亦出现持续时间较长的心绞痛，含服硝酸甘油效果差或无效，或出现了新的症状，如呼吸困难、头晕，甚至昏厥等。不稳定型心绞痛的常见临床类型包括初发型心绞痛、恶化型心绞痛、卧位型心绞痛、夜间发作的心绞痛、变异型心绞痛、梗死前心绞痛、梗死后心绞痛和混合型心绞痛。

临床上常将不稳定型心绞痛、非ST段抬高心肌梗死（NSTEMI）、ST段抬高心肌梗死（STEMI）统称为急性冠脉综合征。

不稳定型心绞痛和非ST段抬高心肌梗死是在病因和临床表现上相似，但严重程度不同而又密切相关的两种临床综合征，其主要区别在于缺血是否严重到导致足够量的心肌坏死，以至于能检测到心肌坏死的标志物肌钙蛋白（TnI、TnT）或肌酸激酶同工酶（CK-MB）水平升高。如果反映心肌坏死的标记物在正常范围内或仅轻微升高（未超过2倍正常值），就诊断为不稳定型心绞痛；而当心肌坏死标记物超过正常值2倍时，则诊断为NSTEMI。

不稳定型心绞痛和ST段抬高心肌梗死的区别在于后者在胸痛发作的同时出现典型的ST段抬高，并具有相应的动态改变过程和心肌酶学改变。

七、治疗

不稳定型心绞痛的治疗目标是控制心肌缺血发作和预防急性心肌梗死。治疗措施包括一般治疗、药物治疗。

（一）一般治疗

对于符合不稳定型心绞痛诊断条件的患者应及时收住院治疗（最好收入监护病房），急性期卧床休息 1～3 天，吸氧，持续心电监测。低危险组患者若留观期间未再发生心绞痛，心电图也无缺血改变，无左心衰竭的临床证据，留观 12～24 小时未发现有 CK-MB 升高，TnT 或 TnI 正常，可再留观 48 小时后出院。对于中危险组或高危险组的患者，特别是 TnT 或 TnI 升高者，住院时间相对延长，内科治疗亦应强化。

（二）药物治疗

1.控制心绞痛发作

（1）硝酸酯类：硝酸甘油主要通过扩张静脉、减轻心脏前负荷来缓解心绞痛。心绞痛发作时应舌下含服硝酸甘油，初次含硝酸甘油的患者以先含0.5 mg为宜。对于已有含服经验的患者，心绞痛发作时若含0.5 mg无效，可在3分钟后追加1次，若连续含硝酸甘油1.5～2.0 mg仍不能控制疼痛症状，需应用强镇痛药以缓解疼痛，并随即采用硝酸甘油或硝酸异山梨酯静脉滴注，硝酸甘油的剂量以 5 μg/min开始，以后每5～10分钟增加5 μg/min，直至症状缓解或收缩压降低 1.3 kPa（10 mmHg），最高剂量一般不超过80 μg/min，一旦患者出现头痛或血压降低[SBP＜12.0 kPa（90 mmHg）]，应迅速减少静脉滴注的剂量。维持静脉滴注的剂量以10～30 μg/min为宜。对于中危险组和高危险组的患者，硝酸甘油持续静脉滴注24～48小时即可，以免产生耐药性而降低疗效。

常用口服硝酸酯类药物：心绞痛缓解后可改为口服硝酸酯类药物。常用药物有硝酸异山梨酯（消心痛）和5-单硝酸异山梨酯。硝酸异山梨酯作用的持续时间为4～5小时，故以每日3～4次口服为妥，对劳力性心绞痛患者应集中在白天给药。5-单硝酸异山梨酯可采用每日两次给药。若白天和夜间或清晨均有心绞痛发作者，硝酸异山梨酯可每6小时给药1次，但宜短期治疗以避免耐药性。对于频繁发作的不稳定型心绞痛患者，口服硝酸异山梨酯短效药物的疗效常优于服用5-单硝类的长效药物。硝酸异山梨酯的使用剂量可以从每次10 mg开始，当症状控制不满意时可逐渐加大剂量，一般不超过每次40 mg，只要患者心绞痛发作时口含硝酸甘油有效，就是增加硝酸异山梨酯剂量的指征；若患者反复口含硝酸甘油不能缓解症状，常提示患者有极为严重的冠状动脉阻塞病变，此时即使加大硝酸异山梨酯剂量也不一定能取得良好的效果。

（2）β受体阻滞剂：通过减慢心率、降低血压和抑制心肌收缩力而降低心肌耗氧量，从而缓解心绞痛症状，对不稳定型心绞痛患者控制心绞痛症状，以及改善其近、远期预后均有好处，除有禁忌证外，主张常规服用。首选具有心脏选择性的药物，如阿替洛尔、酒石酸美托洛尔和富马酸比索洛尔等。除少数症状严重者可采用静脉推注β受体阻滞剂外，一般主张直接口服给药。剂量应个体化，根据症状、心率及血压情况调整剂量。

（3）钙拮抗药：通过扩张外周血管和解除冠状动脉痉挛而缓解心绞痛，也能改善心室舒张功能和心室顺应性。非二氢吡啶类有减慢心率和减慢房室传导的作用。常用药物有以下两类。

①二氢吡啶类钙拮抗药：硝苯地平对缓解冠状动脉痉挛有独到的效果，故为变异型心绞痛的首选用药，一般剂量为10～20 mg，每6小时1次。若仍不能有效控制变异型心绞痛的发作，还可与盐酸地尔硫草合用，以产生更强的解除冠状动脉痉挛的作用，当病情稳定后可改为缓释和控释制剂。对并发高血压的患者，应与β受体阻滞剂合用。

②非二氢吡啶类钙拮抗药：盐酸地尔硫草有减慢心率、降低心肌收缩力的作用，故较硝苯地平更常用于控制心绞痛发作，一般使用剂量为30～60 mg，每日3～4次。该药可与硝酸酯类合用，亦可与β受体阻滞剂合用，但与后者合用时需密切注意心率和心功能的变化。

如心绞痛反复发作，静脉滴注硝酸甘油不能控制，可试用盐酸地尔硫草短期静脉滴注，使用量为5～15 μg/（kg·min），可持续静滴24～48小时，在静滴过程中需密切观察患者心率、血压的变化，如静息心率低于每分钟50次，应减少剂量或停用。

钙通道阻滞剂用于控制下列患者的进行性缺血或复发性缺血症状。

①已经使用足量硝酸酯类药物和β受体阻滞剂的患者。

②不能耐受硝酸酯类药物和β受体阻滞剂的患者。

③变异型心绞痛患者。

因此，对于严重不稳定型心绞痛患者常需联合应用硝酸酯类药物、β受体阻滞剂和钙拮抗药。

2.抗血小板治疗

阿司匹林为首选药物，急性期剂量应为150～300 mg/d，可达到快速抑制血小板聚集的作用，3天后可改为小剂量，即50～150 mg/d维持治疗。对于存在阿司匹林禁忌证的患者，可采用硫酸氢氯吡格雷替代治疗，使用时应注意经常检查血常规，一旦出现明显的白细胞或血小板降低应立即停药。

（1）阿司匹林：对不稳定型心绞痛的治疗目的是通过抑制血小板的环氧化酶快速阻断血小板中血栓素 A_2 的形成。因小剂量阿司匹林（50 ～ 75 mg）需数天才能发挥作用，故目前主张：①尽早使用，一般应在急诊室服用第一次。②为尽快达到治疗性血药浓度，第一次应采用咀嚼法，促进药物在口腔颊部黏膜吸收。③剂量 300 mg，每日 1 次；5 天后改为 100 mg，每日 1 次。很可能需终身服用。

（2）硫酸氢氯吡格雷：第二代抗血小板聚集的药物，通过选择性地与血小板表面腺苷酸环化酶偶联的ADP受体结合而不可逆地抑制血小板的聚集，且不影响阿司匹林阻滞的环氧化酶通道，与阿司匹林合用可明显增加抗凝效果，对阿司匹林过敏者可单独使用。盐酸噻氯匹定的最严重不良反应是中性粒细胞减少，见于连续治疗两周以上的患者，易出现血小板减少和出血时间延长，亦可引起血栓性血小板减少性紫癜。硫酸氢氯吡格雷的不良反应不明显，目前在临床上已基本取代盐酸噻氯匹定。目前对于不稳定型心绞痛患者和接受介入治疗的患者多主张强化血小板治疗，即二联抗血小板治疗，在常规服用阿司匹林的基础上立即给予硫酸氢氯吡格雷治疗至少1个月，亦可延长至9个月。

（3）血小板糖蛋白Ⅱb/Ⅲa受体抑制药：第三代血小板抑制药，主要通过占据血小板表面的糖蛋白Ⅱb/Ⅲa受体，抑制纤维蛋白原结合而防止血小板聚集，但其口服制剂疗效及安全性令人失望。静脉制剂主要有阿昔单抗和非抗体复合物替罗非班、拉米非班、珍米罗非班等，其在注射停止后数小时作用消失。目前，临床常用的药物有盐酸替罗非班注射液，是一种非肽类的血小板糖蛋白Ⅱb/Ⅲa受体的可逆性拮抗药，能有效阻止纤维蛋白原与血小板表面的糖蛋白Ⅱb/Ⅲa受体结合，从而阻断血小板的交联和聚集。盐酸替罗非班对血小板功能的抑制的时间与药物的血浆浓度相平行，停药后血小板功能迅速恢复到基线水平。不稳定型心绞痛患者盐酸替罗非班静脉输注可分两步，在应用肝素和阿司匹林的条件下，可先给予负荷量0.4 μg/（kg·min）（30分钟），而后以0.1 μg/（kg·min）维持静脉滴注48小时。对于高度血栓倾向的冠状动脉血管成形术患者，盐酸替罗非班两步输注方案为负荷量10 μg/kg于5分钟内静脉推注，然后以0.15 μg/（kg·min）维持16～24小时。

3.抗凝血酶治疗

目前，临床使用的抗凝药物有普通肝素、低分子量肝素和水蛭素，其他人工合成或口服的抗凝药正在研究或临床观察中。

（1）普通肝素：常用的抗凝药，通过激活抗凝血酶而发挥抗栓作用，静脉滴注肝素会迅速产生抗凝作用，但个体差异较大，故需临床活化部分凝血活酶时间（APTT）。一般将APTT延长至60～90秒作为治疗窗口。多数学者认为，ST段不抬高的急性冠脉综合征的治疗时间为3～5天，具体用法为75 U/kg体重，静脉滴注维持，使APTT为正常的1.5～2倍。

（2）低分子量肝素：由普通肝素裂解制成的小分子复合物，分子量为2500～7000。其具有以下特点：抗凝血酶作用弱于肝素，但保持了抗因子Xa的作用，因而抗因子Xa和凝血酶的作用更加均衡；抗凝效果可以预测，不需要检测APTT；与血浆和组织蛋白的亲和力弱，生物利用度高；皮下注射，给药方便；促进更多的组织因子途径抑制物生成，更好地抑制因子Ⅶ和组织因子复合物，从而增加抗凝效果；等等。许多研究均表明，低分子量肝素在不稳定型心绞痛和非ST段抬高心肌梗死的治疗中所起的作用至少等同或优于经静脉应用普通肝素。低分子量肝素因生产厂家不同而规格各异，一般推荐量按不同厂家产品以千克体重计算，进行皮下注射，连用一周或更长时间。

（3）水蛭素：从药用水蛭唾液中分离出来的直接抗凝血酶制药，通过重组技术合成的是重组水蛭素。重组水蛭素理论上的优点：无须通过AT-Ⅲ激活凝血酶；不被血浆蛋白中和；能抑制凝血块黏附的凝血酶；对某一剂量有相对稳定的

APTT，但主要经肾脏排泄，肾功能不全者可导致不可预料的蓄积。多数试验证实水蛭素能有效降低死亡与非致死性心肌梗死的发生率，但出血危险有所增加。

（4）抗血栓治疗的联合应用：

①阿司匹林+ADP受体拮抗药：阿司匹林与ADP受体拮抗药的抗血小板作用机制不同，一般认为，联合应用可以提高疗效。CURE试验表明，与单用阿司匹林相比，硫酸氢氯吡格雷联合使用阿司匹林可使死亡和非致死性心肌梗死率降低20%，降低冠状动脉重建的需要和心绞痛复发的概率。

②阿司匹林加肝素：RISC试验结果表明，男性非ST段抬高心肌梗死患者使用阿司匹林明显降低死亡或心肌梗死的危险，单独使用肝素没有受益，阿司匹林加普通肝素联合治疗的最初5天事件发生率最低。目前资料显示，普通肝素或低分子量肝素与阿司匹林联合使用的疗效优于单用阿司匹林，阿司匹林加低分子量肝素的疗效等同于甚至可能优于阿司匹林加普通肝素。

③肝素加血小板GPⅡb/Ⅲa抑制药：PUR-SUTT试验结果显示，与单独应用血小板GPⅡb/Ⅲa抑制药相比，未联合使用肝素的患者事件发生率较高。目前多主张联合应用肝素与血小板GPⅡb/Ⅲa抑制药。由于两者连用可延长APTT，肝素剂量应小于推荐剂量。

④阿司匹林加肝素加血小板GPⅡb/Ⅲa抑制药：目前，对于并发急性缺血的非ST段抬高心肌梗死的高危患者来说，三联抗血栓治疗是最有效的抗血栓治疗方案。持续性或伴有其他高危特征的胸痛患者及准备做早期介入治疗的患者，应执行该方案。

4.调脂治疗

血脂升高的干预治疗除调整饮食、控制体重、体育锻炼、控制精神紧张、戒烟、控制糖尿病等非药物干预手段外，调脂药物治疗是最重要的环节。近代治疗急性冠脉综合征的最大进展就是3-羟基-3甲基戊二酰辅酶A还原酶抑制药（他汀类药物）的开发和应用，该类药物除降低总胆固醇、低密度脂蛋白胆固醇（LDL-C）、三酰甘油和升高高密度脂蛋白胆固醇（HDL-Ch）外，还有缩小斑块内脂质核、加固斑块纤维帽、改善内皮细胞功能、减少斑块炎性细胞数目、防止斑块破裂等作用，从而减少冠状动脉事件。另外，还能通过改善内皮功能减弱凝血倾向，防止血栓形成，防止脂蛋白氧化，起到抗动脉粥样硬化和抗血栓的作用。长期大样本的实验结果已经显示他汀类强化降脂治疗和PTCA加常规治疗可同样安全有效地减少缺血事件。所有他汀类药物均有相同的不良反应，即胃肠道功能紊乱、肌痛及肝损害，儿童、孕妇及哺乳期妇女不宜应用。常见他汀类调脂药物剂量见表8-4。

表8-4　常见他汀类调脂药物剂量

药物	常用剂量（mg）	用法
阿托伐他汀钙（立普妥）	10～80	每天1次，口服
辛伐他汀（舒将之）	10～80	每天1次，口服
洛伐他汀（美辛杰）	20～80	每天1次，口服
普伐他汀钠（普拉固）	20～40	每天1次，口服
氟伐他汀钠（来适可）	40～80	每天1次，口服

5.溶血栓治疗

国际多中心大样本的临床试验（TIMI ⅢB）业已证明采用AMI的溶栓方法治疗不稳定型心绞痛反而有增加AMI发生率的倾向，故已不主张采用。至于小剂量尿激酶与充分抗血小板和抗凝血酶治疗相结合是否对不稳定型心绞痛有益，仍有待临床进一步研究。

6.不稳定型心绞痛出院后的治疗

不稳定型心绞痛患者出院后仍需定期门诊随诊。低危险组的患者1～2个月随访1次，中、高危险组的患者无论是否进行介入性治疗都应1个月随访1次，如果病情无变化，随访半年即可。

不稳定型心绞痛患者出院后仍需继续服用阿司匹林、β受体阻滞剂。阿司匹林宜采用小剂量，每日50～150 mg即可，β受体阻滞剂宜逐渐增量至最大可耐受剂量。在冠心病的二级预防中，阿司匹林和降胆固醇治疗是最重要的。降低胆固醇的治疗应参照国内降血脂治疗的建议，即血清胆固醇高于4.68 mmol/L（180 mg/dL）或低密度脂蛋白胆固醇高于2.60 mmol/L（100 mg/dL）均应服他汀类降胆固醇药物，并达到有效治疗的目标。血浆三酰甘油高于2.26 mmol/L（200 mg/dL）的冠心病患者一般也需要服降低三酰甘油的药物。其他二级预防措施包括向患者宣教戒烟、治疗高血压和糖尿病、控制危险因素、改变不良的生活方式、合理安排膳食、适度增加活动量、减轻体重等。

八、影响不稳定型心绞痛预后的因素

（一）左心室功能

左心室功能为影响最大的独立危险因素。左心室功能越差，预后也越差，因为患者的心脏很难耐受进一步的缺血或梗死。

（二）冠状动脉病变的部位和范围

左主干病变和右冠开口病变危险性较大，三支冠状动脉病变的危险性大于双支或单支者，前降支病变危险大于右冠或回旋支病变，近段病变危险性大于远端病变。

（三）年龄

年龄是一个独立的危险因素，主要与老年人的心脏储备功能下降和其他重要器官功能水平降低有关。

（四）并发其他器质性疾病或危险因素

不稳定型心绞痛患者如并发肾衰竭、慢性阻塞性肺疾患、糖尿病、高血压、高脂血症、脑血管病及恶性肿瘤等，均可影响预后。其中，肾状态还与PCI的预后有关。

第三节　急性心肌梗死

急性心肌梗死指长时间缺血导致心肌细胞死亡，临床上多表现为剧烈而持久的胸骨后疼痛，伴有血清心肌损伤标志物升高及进行性心电图变化，属于急性冠脉综合征的严重类型。其基本病因是冠状动脉粥样硬化及血栓形成，造成一支或多支血管管腔狭窄、闭塞，持久的急性缺血达20分钟以上。根据心电图ST段的改变，可分为ST段抬高型心肌梗死（STEMI）和非ST段抬高型心肌梗死

（NSTEMI），本节主要讨论STEMI。

一、临床表现

急性心肌梗死的临床表现与梗死的范围、部位、侧支循环情况密切相关。

（一）症状

1.先兆

患者多无明确先兆，部分患者在发病前数日有乏力、胸部不适，以及活动时心悸、气急、烦躁、心绞痛等前驱症状，其中以新发生心绞痛（初发型心绞痛）或原有心绞痛加重（恶化型心绞痛）最为突出。

2.疼痛

（1）疼痛是本病最主要、最先出现的症状，多发生于清晨，疼痛部位和性质与心绞痛相同，但程度更重，持续时间较长，可达数小时或更长，休息和含服硝酸甘油片多不能缓解。疼痛的诱因多不明显，且常发生于安静时。

（2）部分患者疼痛位于上腹部，常被误认为胃穿孔、急性胰腺炎等急腹症；部分患者疼痛放射至下颌、颈部、背部上方，常被误认为骨关节痛。

（3）少数患者无疼痛，一开始即表现为休克或急性心力衰竭。

3.全身症状

除疼痛外，患者常出现烦躁不安、出汗、恐惧、胸闷，或有濒死感。少部分患者在疼痛发生后24~48小时出现发热、心动过速、白细胞计数升高和红细胞沉降率增快等，体温一般为38 ℃，持续约一周。

4.胃肠道症状

患者疼痛剧烈时常伴有频繁的恶心、呕吐和上腹胀痛，下壁心肌梗死时更为常见，与迷走神经受坏死心肌刺激和心排血量降低、组织灌注不足等有关。肠胀气亦不少见，重症者可发生呃逆。

5.心律失常

心律失常见于75%~95%的患者，多发生在起病后1~2天，以24小时内最多见。可出现各种心律失常，如室性心律失常（期前收缩、室性心动过速、心室颤动）、传导阻滞（房室传导阻滞和束支传导阻滞）。

6.低血压和休克

患者在疼痛期常出现血压下降，未必是休克。休克多在起病后数小时至数日内发生，见于约 20% 的患者，主要是心源性休克，表现为疼痛缓解而收缩压仍低于 80 mmHg，有烦躁不安、面色苍白、皮肤湿冷、脉细而快、大汗淋漓、尿量减少（小于 20 mL/h）、反应迟钝，甚至晕厥等症状。

7.心力衰竭

患者主要表现为急性左心衰竭，可在起病最初几天内发生，或在疼痛、休克好转阶段出现，发生率为32%～48%。患者出现呼吸困难、咳嗽、发绀、烦躁等症状，严重者可发生肺水肿。右心室梗死者可一开始即出现心力衰竭表现，有颈静脉怒张、肝大、水肿等右心衰竭表现伴血压下降。

（二）体征

1.心脏体征

（1）心脏浊音界可正常，也可轻度至中度增大。

（2）心率多增快，少数也可减慢、不齐。

（3）心尖区第一心音减弱，可出现第四心音（心房性）奔马律，少数有第三心音（心室性）奔马律。

（4）10%～20%的患者在起病后第2—3天出现心包摩擦音，为纤维蛋白性心包炎所致，常提示透壁性心肌梗死。

（5）心尖区可出现粗糙的收缩期杂音或伴收缩期喀喇音，为二尖瓣乳头肌功能失调或断裂所致。

2.血压

除极早期血压可升高外，几乎所有患者都出现血压降低现象。起病前有高血压者，血压可降至正常，且可能不再恢复到起病前的水平。

3.其他

患者可有与心律失常、休克或心力衰竭相关的其他体征。

二、辅助检查

（一）心电图

1.特征性改变

STEMI心电图可表现出以下特点。

（1）ST段抬高：多呈弓背向上型。

（2）宽而深的Q波（病理性波）：在面向透壁心肌坏死区的导联上出现。

（3）T波倒置：在面向损伤区周围心肌缺血区的导联上出现；在背向心肌梗死（MI）区的导联则出现相反的改变，即R波增高、ST段压低和T波直立并增高。

2.动态性演变

高大两肢不对称的T波（数小时）→ST段明显抬高，可与直立T波形成单相曲线→R波降低，Q波出现（数小时至数天）→抬高ST段回落、T波平坦或倒置。

3.定位和定范围

STEMI的定位和定范围可根据出现特征性改变的导联数来判断。

（二）超声心动图

二维和M型超声心动图有助于了解心室壁的运动和左心室功能，诊断心室壁瘤和乳头肌功能失调、心室间隔穿孔、心脏破裂等。

（三）实验室检查

起病48小时后白细胞计数可增至（10～20）×10^9/L，中性粒细胞增多，嗜酸性粒细胞减少或消失，红细胞沉降率（ESR）增快，C反应蛋白（CRP）浓度升高。起病数小时至2日血中游离脂肪酸含量升高。

心肌损伤标志物动态变化：目前推荐使用的心肌损伤标志物包括肌钙蛋白I或T（cTnI/cTnT）、肌红蛋白（Mb）和肌酸激酶同工酶（CK-MB），其升高水平和时间特点见表8-5。

表8-5　STEMI时心肌损伤标志物变化

升高时间	心肌损伤标志物			
	肌红蛋白（Mb）	肌钙蛋白		CK-MB
		cTnT	cTnI	
开始升高时间（b）	1~2	2~4	2~4	6
峰值时间（h）	4~8	10~24	10~24	18~24
持续时间（d）	0.5~1.0	5~14	5~10	2~4

　　肌红蛋白（Mb）对早期诊断的初筛有较高价值，但确诊有赖于cTnI/cTnT或CK-MB。Mb和CK-MB对再梗死的诊断价值较大。梗死时间较长者，cTnI/cTnT检测是唯一有价值的检查。

三、诊断和鉴别诊断

（一）诊断标准

　　根据"心肌梗死全球统一定义"，存在下列任何一项时，可以诊断为心肌梗死。

　　第一，心肌标志物（最好是肌钙蛋白）升高不小于正常上限的2倍或升高后降低，并有以下至少一项心肌缺血的证据。

　　心肌缺血临床症状。

　　心电图出现新的心肌缺血变化，即新的ST段改变或左束支传导阻滞。

　　心电图出现病理性Q波。

　　影像学证据显示新的心肌活力丧失或区域性室壁运动异常。

　　第二，突发、未预料的心脏性死亡，涉及心脏停搏，常伴有提示心肌缺血的症状，推测为新的ST段抬高或左束支传导阻滞，冠脉造影或尸检显示有新鲜血栓的证据，死亡发生在可取得全血标本之前，或心脏生物标志物在血中升高之前。

　　第三，基线肌钙蛋白值正常，接受PCI的患者肌钙蛋白超过正常上限的3倍，定义为与PCI相关的心肌梗死。

　　第四，基线肌钙蛋白值正常，进行CABG的患者，肌钙蛋白升高超过正常上限的5倍，并发生新的病理性波或新的左束支传导阻滞，或有冠脉造影或其他心肌活力丧失的影像学证据，定义为与CABG相关的心肌梗死。

第五，有AMI的病理学发现。

（二）鉴别诊断

临床发作胸痛，结合心电图和心肌损伤标志物，鉴别诊断本病并不困难。需要注意的是，不能为了鉴别而耽搁急诊再灌注治疗的时间。

四、并发症

（一）乳头肌功能失调或断裂

二尖瓣乳头肌因缺血、坏死出现收缩功能障碍，二尖瓣关闭不全，心尖区出现收缩期喀喇音和吹风样收缩期杂音，第一心音减弱，多伴心力衰竭。严重者可迅速发生肺水肿，在数日内死亡。

（二）心脏破裂

心脏破裂少见，多在起病1周内出现。心室游离壁破裂则造成心包积血、急性心脏压塞而猝死。室间隔破裂造成穿孔可在胸骨左缘第3～4肋间出现收缩期杂音，可引起心力衰竭和休克，死亡率高。

（三）心室壁瘤

心室壁瘤主要见于左心室，发生率为5%～20%。体格检查可见左侧心界扩大，心脏搏动范围较广，可有收缩期杂音。瘤内发生附壁血栓时，心音减弱。心电图ST段持续抬高。X线透视、摄影、超声心动图、放射性核素心脏血池显像及左心室造影可见局部心缘突出，搏动减弱或有反常搏动。

其他并发症，如栓塞、心肌梗死后综合征等发生率较低，临床意义不大。

五、治疗

对于STEMI患者，治疗原则是尽快恢复心肌的血液灌注，以挽救濒死的心肌，防止梗死扩大，保护心功能。

（一）监护和一般治疗

第一，休息：急性期患者应住院、卧床休息。

第二，心电、血压监护。

第三，吸氧：对呼吸困难和血氧饱和度降低者，最初几日间断或持续通过鼻导管面罩吸氧。

第四，护理：建立静脉通道，保持给药途径畅通。急性期12小时内卧床休息；若无并发症，24小时内应鼓励患者在床上进行肢体活动；若无低血压，第3天就可在病房内走动；梗死后第4—5天，逐步增加活动直至每天3次步行100～150 m。

第五，解除疼痛：除舌下含服或静脉滴注硝酸甘油外，还可使用吗啡等镇痛药缓解疼痛。

（二）抗栓治疗

1.抗血小板治疗

抗血小板治疗已成为急性STEMI的常规治疗手段。

（1）阿司匹林：首次300 mg嚼服，以后100 mg/d口服。

（2）硫酸氢氯吡格雷：负荷量为急诊PCI前首次300～600 mg顿服，静脉溶栓前口服150 mg（患者年龄不超过75岁）或75 mg（患者年龄75岁以上）；常规应用剂量为75 mg/d口服。也可用替格瑞洛、普拉格雷替代。

（3）盐酸替罗非班：静脉注射用GPⅡb/Ⅲa受体拮抗剂，主要用于高危患者及拟转运进行PCI的患者。

（4）出血风险低（Crusade评分低于30）。

（5）造影显示大量血栓。

（6）在PCI中出现慢血流或无复流。

起始推注剂量为10 μg/kg，在3分钟内推注完毕，而后以0.15 μg/（kg·min）的速率维持滴注，持续36～48小时。

2.抗凝治疗

凝血酶是使纤维蛋白原转变为纤维蛋白并最终形成血栓的关键环节，因此抑制凝血酶至关重要。所有急性期STEMI患者均应进行抗凝治疗。非介入治疗患者，抗凝治疗要达到8天或至出院前；进行介入治疗的患者，抗凝治疗可在介入术后停用或根据患者情况适当延长抗凝时间。

（1）普通肝素：①溶栓治疗：可先静脉注射肝素 60 U/kg（最大量 4000 U），然后注射 12 U/(kg·h)（最大量 1000 U/kg），使 APTT 值维持在对照值的 1.5 ～ 2.0 倍（50 ～ 70 秒），至少应用 48 小时。尿激酶和链激酶均为非选择性溶栓剂，可在溶栓后 6 小时开始测定 APTT 或活化凝血时间（ACT），待其恢复到对照时间 2 倍以内时开始给予皮下肝素治疗。②直接 PCI：与 GP Ⅱ b/ Ⅲ a 受体拮抗剂合用者，肝素剂量应为 50 ～ 70 U/kg，使 ACT ＞ 200 秒；未使用 GP Ⅱ b/ Ⅲ a 受体拮抗剂者，肝素剂量应为 60 ～ 100 U/kg，使 ACT 达到 250 ～ 350 秒。③对于因就诊晚而失去溶栓治疗机会，且临床未显示有自发再通情况的患者，静脉滴注肝素治疗是否有利并无充分证据。

使用肝素期间应监测血小板计数，及时发现肝素诱导的血小板减少症。

（2）低分子量肝素：使用方便，不需要监测凝血时间，有条件时应尽量用其替代普通肝素。

（3）磺达肝癸钠：间接Xa因子抑制剂，对于接受溶栓或未进行再灌注治疗的患者，磺达肝癸钠有利于降低死亡和再梗死的概率，而不增加出血并发症。无严重肾功能不全的患者，初始静脉注射2.5 mg，以后每天皮下注射2.5 mg，最多连续使用8天。在用于直接PCI时，应与普通肝素联合应用，以减少导管内血栓的风险。

（4）比伐卢定：在进行直接PCI时，可以使用比伐卢定。先静脉推注0.75 mg/min，再静脉滴注1.75 mg/（kg·min），不需要监测ACT，操作结束时停止使用。不需要同时使用盐酸替罗非班，以降低出血发生率。

（三）再灌注疗法

再灌注疗法能够在患者起病3～6小时，最多12小时内使闭塞的冠状动脉再通，使心肌得到再灌注，并使濒临坏死的心肌可能得以存活或使坏死范围缩小，减轻梗死后的心室重塑，改善预后，是一种积极的治疗措施。

1.介入治疗

（1）直接PCI：直接PCI的适应证包括以下三点。

①症状发作12小时内的STEMI或伴有新出现的左束支传导阻滞。

②在发病36小时内发生心源性休克，或休克发生18小时以内者。

③如果患者在发病24小时内具备以下1个或多个条件，可进行直接PCI治疗：严重心力衰竭、血流动力学或心电不稳定、持续缺血。

（2）转运PCI：高危STEMI患者就诊于无直接PCI条件的医院时，尤其是有溶栓禁忌证或虽无溶栓禁忌证但已发病超过3小时的患者，可在进行抗栓（抗血小板，如口服阿司匹林、硫酸氢氯吡格雷或肝素抗凝）治疗的同时，尽快转运患者至有条件实施急诊PCI的医院进行治疗。

（3）溶栓后紧急PCI：接受溶栓治疗的患者无论临床判断是否再通，都应进行冠脉造影检查及可能的PCI治疗。

①溶栓未再通者：尽早实施冠脉造影。

②溶栓再通者：溶栓后24小时内进行冠脉造影检查。

2.溶栓治疗

无条件施行介入治疗或因转送患者到可施行介入治疗的单位超过3小时，如无禁忌证应在接诊患者后30分钟内对患者实施静脉溶栓治疗。

（1）适应证。

①发病12小时以内的STEMI患者，无溶栓禁忌证，不具备急诊PCI治疗条件，转诊进行PCI的时间超过3小时。

②对发病12～24小时仍有进行性缺血性疼痛，以及至少两个胸导联或肢体导联ST段抬高超过0.1 mV的患者，若无急诊PCI条件，也可进行溶栓治疗。

③对再梗死患者，如果不能立即（症状发作后60分钟内）进行冠脉造影和PCI，可给予溶栓治疗。

（2）禁忌证。

①既往任何时间有脑出血病史。

②脑血管结构异常（如动静脉畸形）。

③颅内恶性肿瘤（原发或转移）。

④6个月内有脑梗死或短暂性脑缺血史（不包括3小时内的脑梗死）。

⑤可疑主动脉夹层。

⑥活动性出血或者出血体质（不包括月经来潮）。

⑦3个月内的严重头部闭合性创伤或面部创伤。

⑧慢性、严重、没有得到良好控制的高血压或目前血压严重控制不良（收缩

压不低于180 mmHg或者舒张压不低于110 mmHg）。

⑨痴呆或已知的其他颅内病变。

⑩创伤（3周内）或者持续10分钟以上的心肺复苏，或者3周内进行过大手术。

⑪近期（4周内）内脏出血。

⑫近期（2周内）不能压迫止血部位的大血管穿刺。

⑬感染性心内膜炎。

⑭5天至2年曾应用过链激酶，或者既往有此类药物过敏史（不能重复使用链激酶）。

⑮妊娠。

⑯活动性消化性溃疡。

⑰目前正在应用口服抗凝治疗[国际标准化比值（INR）水平越高，出血风险越大]。

（3）溶栓药物的选择：以纤维蛋白溶酶原激活剂激活血栓中的纤维蛋白溶酶原，使之转变为纤维蛋白溶酶而溶解冠状动脉内的血栓。国内常用的溶栓药物有以下三种。

①尿激酶（UK）：30分钟内静脉滴注（150~200）万单位。

②链激酶（SK）或重组链激酶（rSK）：以150万单位静脉滴注，在60分钟内滴完。使用链激酶时，应注意寒战、发热等过敏反应。

③重组组织型纤维蛋白溶酶原激活剂（rt-PA）：在90分钟内静脉给予100 mg。先静脉注入15 mg，继而30分钟内静脉滴注50 mg，其后60分钟内再滴注35 mg。使用rt-PA前先给予肝素5000 U静脉注射，用药后继续以肝素每小时700~1000 U持续静脉滴注共48小时，以后改为皮下注射7500 U每1小时一次，连用3~5天（也可用低分子量肝素）。

（4）溶栓成功的判断：可以根据冠脉造影直接判断，或根据以下四个方面进行判断。

①心电图抬高最为明显的导联的ST段于2小时内回降超过50%。

②胸痛症状2小时内基本消失。

③2小时内出现再灌注性心律失常。

④血清CK-MB酶峰值提前出现（14小时内）。

六、二级预防、康复治疗与随访

STEMI患者出院后，应继续进行科学合理的二级预防，以降低心肌梗死复发、心力衰竭及心脏性死亡等主要不良心血管事件的危险性，并改善患者的生活质量。

（一）加强宣教，促使患者改善生活方式

第一，戒烟。

第二，病情稳定的患者建议每天进行30～60分钟的有氧运动，以不觉得劳累为原则。心功能不全患者活动量宜小。

第三，控制体重。

第四，清淡饮食，可少量饮酒。

第五，保持乐观心情。

（二）坚持药物治疗

1.抗血小板药物

若无禁忌证，所有STEMI患者出院后均应长期服用阿司匹林（75～150 mg/d）。因存在禁忌证而不能服用阿司匹林者，可用硫酸氢氯吡格雷（75 mg/d）替代。如接受了PCI治疗，则同时服用阿司匹林+硫酸氢氯吡格雷至少一年，以后阿司匹林长期服用。

2.ACEI和ARB类药物

若无禁忌证，所有伴有心力衰竭（LVEF＜45%）、高血压、糖尿病或慢性肾病的STEMI患者均应长期服用ACEI。具有适应证但不能耐受ACEI治疗者，可应用ARB类药物。

3.β受体阻滞剂

若无禁忌证，所有STEMI患者均应长期服用β受体阻滞剂，并根据患者的耐受情况确定个体化的治疗剂量。

4.醛固酮受体拮抗剂（螺内酯）

无明显肾功能损害和高血钾的心肌梗死后患者，经过有效剂量的ACEI与β受体阻滞剂治疗后其LVEF＜40%者，可考虑应用螺内酯治疗，但须密切观察高

钾血症等不良反应。

（三）控制心血管危险因素

第一，控制血压：STEMI患者出院后应继续进行有效的血压管理。对于一般患者，应将其血压控制为低于140/90 mmHg，并发慢性肾病者应将血压控制为低于130/80 mmHg。

第二，调脂治疗（同慢性稳定型心绞痛调脂治疗）。

第三，血糖管理：对所有STEMI患者均应常规筛查其有无糖尿病。对于确诊糖尿病的患者，应将其糖化血红蛋白（HbA1c）控制在7%以下；当患者一般健康状况较差、糖尿病病史较长、年龄较大时，宜将HbA1c控制为7%～8%。

第四节 冠心病的预防

一、冠心病的三级预防

冠心病作为最主要的心血管疾病，其发生和发展有一个系统的过程，吸烟、高血压、血脂异常、肥胖及近来为人们所关注的代谢综合征等危险因素可看作疾病的上游，有时在一个人身上可集中多种危险因素。随着生活方式的改变，这些危险因素在人群中越来越普遍，并向青少年发展。心血管疾病从出现危险因素到出现临床症状，需要几十年的时间。但遗憾的是，有相当多的患者之前没有症状和先兆，就突然发生心肌梗死、脑卒中，甚至意外死亡。即使能够救治成功，患过心肌梗死的患者在之后缓慢的疾病发展过程中，也会出现慢性心力衰竭。对慢性心力衰竭的治疗现已成为发展中国家及发达国家共同面临的新挑战。针对动脉粥样硬化疾病的发生和发展过程，应该加强心血管疾病三级预防，层层设防，阻断疾病的发生和进展。

（一）一级预防

控制冠心病的关键在于预防。虽然冠心病是中老年人的常见病和多发病，但其动脉粥样硬化的病理基础却始发于二十几岁，这期间的几十年为预防工作提供了极为宝贵的时间。冠心病的一级预防即病因预防，也叫原发性预防。冠心病是一种多因素疾病，高血压、高脂血症、吸烟、肥胖、糖尿病及缺乏体力劳动、A型性格等都是冠心病的危险致病因素。一级预防主要就是对危险因素的干预，改变与冠心病危险因素有关的生活习惯，治疗与冠心病有明确因果关系（如高血压、高脂血症等）的疾病，以降低冠心病的发病率。这项工作是人们战胜冠心病的第一条战线。一个人要远离冠心病就必须重视一级预防，防止冠状动脉粥样硬化的发生，把冠心病消灭在萌芽状态。因此，要加强卫生健康教育，提高人们对冠心病危害的认识，增强人们自我防病的意识。另外，一级预防应从儿童时期开始，定期进行体格检查，积极预防儿童肥胖，重视儿童饮食中钙的含量，预防血压升高，禁止儿童吸烟（包括主动吸烟和被动吸烟）。

1.控制高血压

控制高血压及降低偏高的血压是预防冠心病很重要的前提。应降低钠盐摄入量，忌过量饮酒，对高血压患者应进行长期降压治疗。

2.降低血脂

防治高脂血症，降低血脂水平，达到预防冠心病或不加重冠心病的目的。应合理调整次食结构，倡导合理的膳食，高脂血症患者要在医生指导下采用药物和非药物治疗措施，努力把血脂控制在理想的水平。

3.戒烟

烟草中含有尼古丁等多种致病因子，能诱发和加重冠心病，影响机体血液流变和凝血机制，导致心肌缺氧，诱发冠状动脉痉挛，加速冠状动脉粥样硬化的形成。吸烟量、烟龄、吸烟深度、开始吸烟的年龄均与冠心病的发病率成正比。戒烟可配合药物和针灸等方法，戒烟的关键是决心和毅力。

4.增加体力活动

散步、上楼、慢跑、骑自行车、游泳、打太极拳等都是比较好的运动项目，活动原则为坚持、有序、适度。

5.避免长期精神紧张及过分激动

避免长期精神紧张，如A型性格的人要有针对性地采用心理调适的方法加以调整，保持心理平衡。

6.积极治疗糖尿病

控制血糖，纠正糖尿病中常见的多种代谢紊乱。

（二）二级预防

当冠心病已经发生，但尚未出现严重的临床症状时采取积极有效的治疗措施，阻止病变继续发生，并争取使之转逆，这就是冠心病的二级预防。虽然一级预防是最理想的，是冠心病防治的首要任务，但不能保证所有的人都不患冠心病，故做好二级预防也是很有必要的。应该看到，目前冠心病的死亡率仍然很高，而死亡者多半生前有明显的冠心病史。从冠心病死亡者的年龄情况看，大都为40～60岁，这时是人的工作能力和创造能力最强的时候，也是对家庭和社会贡献最大的时候。因此，改变这种严峻的现实，就是二级预防的目标。二级预防工作的具体措施必须在一级预防工作的基础上进行，即冠心病患者无论过去是否进行过一级预防，都必须终身采取一级预防的具体措施，而且应该更加严格地控制冠心病的各种危险因素。

1.冠心病患者的自我报警

凡突发上腹或胸部疼痛、胸闷、心慌、气短、疲乏、精神不振、烦躁、头晕等症状，一定要到医院去进行检查，一经确诊，及时治疗。

2.冠心病高危人群的定期检查

高危人群包括有高脂血症者、有多年吸烟史者、高血压患者、肥胖者、糖尿病患者、有冠心病家族史者。高危人群应每年进行一次检查。

3.冠心病的二级预防方案

冠心病的二级预防提倡"双有效"，即有效药物、有效剂量。

（1）长期服用阿司匹林和血管紧张素转换酶抑制剂：前者具有抗血小板凝集的作用，可防止冠状动脉内血栓的形成；后者可改善心脏功能，减少心脏重塑、变形，对合并有高血压、心功能不全者更有帮助。

（2）应用β受体阻滞剂：目前已证实，无禁忌证的急性心肌梗死后患者使用β受体阻滞剂可明显降低急性心肌梗死复发率，改善心功能，降低猝死的发生风险。一般来讲，血压控制在130/85 mmHg以下，可减少冠心病的急性事件及高血压的并发症，如中风、肾功能损害和眼底病变等。

（3）降低胆固醇和戒烟：众所周知，胆固醇升高是引起冠心病的罪魁祸首，血清胆固醇升高应通过饮食控制和适当服用降脂药，如他汀类药物（如辛伐他汀、来适可、普伐他汀钠等），把胆固醇降到4.6 mmol/L（180 mg/dL）以下，这样可大大降低急性心肌梗死的再发率。循证医学研究证实，急性心肌梗死后患者即使血清胆固醇正常也要服降脂药，尤其是他汀类药物，这样就能大大降低急性冠状动脉事件的发生率。

（4）控制饮食和治疗糖尿病：冠心病从某种意义上来说是"吃出来的"。每日进食过多富含胆固醇的食物，如肥肉、动物内脏、蛋黄等，是促发冠心病的最大危险因素。因此，急性心肌梗死后的患者应当远离这些高胆固醇食物，提倡饮食清淡，多吃鱼和蔬菜，少吃肉和蛋。糖尿病不仅可以导致血糖升高，也是引起脂质紊乱的重要原因。在同等条件下，糖尿病患者的冠心病患病率比血糖正常者要高出2～5倍。由此可见，控制糖尿病对冠心病患者来说非常重要。

（5）教育和体育锻炼：冠心病患者应学会一些有关心绞痛、心肌梗死等急性冠状动脉事件的急救知识，如发生心绞痛或出现急性心肌梗死症状时可含服硝酸甘油和口服阿司匹林等，这些简单方法可大大减轻病情和降低病死率。患者在急性心肌梗死后随着身体逐渐康复，可根据条件在医生指导下适当参加体育锻炼及减肥。这样不仅可增强体质，而且可以降低冠心病再发急性心肌梗死的风险。

（三）三级预防

冠心病的三级预防是指重病抢救、预防并发症发生和患者死亡，其中包括康复治疗。康复治疗主要是指不稳定型心绞痛的治疗和急性心肌梗死的治疗，因为不稳定型心绞痛是稳定型心绞痛和心肌梗死之间的中间状态，它包括除稳定型心绞痛以外的劳累性心绞痛和自发性心绞痛，其中恶化性心绞痛和自发性心绞痛又称为"梗死前心绞痛"。

因此，除二级预防中谈到的强化治疗外，还需采取抗凝、溶栓疗法。肝素及抗血小板制剂，如阿司匹林对抗血小板黏附和聚集及对不稳定型心绞痛有确切的疗效，有预防心肌梗死或再梗死的作用。

三级预防的重点是预防心肌梗死的并发症及预防再梗死。冠心病患者实行有计划的合理治疗和积极的自我保健相结合的对策，做好饮食调养、体育运动及药物预防，是防止冠心病病情复发和恶化的关键，也是三级预防的关键。

1.医院内治疗

（1）休息。

（2）吸氧。

（3）彻底止痛。

（4）应用扩张冠状动脉药、β受体阻滞剂等药物。

（5）溶栓治疗。

（6）介入治疗（MA支架）。

（7）冠状动脉旁路移植术。

2.家庭自我防治

（1）合理饮食。

（2）适当运动和锻炼。

（3）家庭护理和康复、急救。

（4）药物治疗。

（5）控制血压。

（6）控制糖尿病。

（7）戒烟。

二、冠心病的日常预防措施

（一）预防高血压

高血压是冠心病的首要独立危险因素，控制好血压是预防冠心病的根本措施之一。

大量临床实践证明，将高血压患者的血压降到140/90 mmHg以下（合并有糖尿病或慢性肾脏疾病的患者应降到135/80 mmHg以下），就能起到很好的预防效果。

高血压的治疗一般分为药物治疗和非药物治疗两种。血压过高（如收缩压达到200 mmHg）及合并有其他疾病的患者在无法通过改变生活习惯达到降压目的时，就需要酌情采用药物。而那些只存在血压略高问题的人，可能不需要降压药，仅仅养成一些良好的生活习惯就可以让血压降到正常水平了。

1.定期测量血压，保持血压正常

健康成年人收缩压低于140 mmHg，青年不高于130 mmHg，老年人上限为150 mmHg；舒张压低于90 mmHg。35岁以上者最少每年测量一次血压，凡是从未测量过血压的成年人，均要及时测量。发现高血压应积极治疗并长期控制。对没有高血压家族史的人，从40岁起须定期测量血压，很多高血压患者可维持10～20年无症状，但是一旦发现往往已是Ⅱ期以上。对有高血压家族病史的人，从儿童期就应定期测量血压。健康儿童的收缩压＝年龄×2+80 mmHg，舒张压为收缩压的2/3～3/5，学龄儿童收缩压的最高值应为120/80 mmHg。

2.保持血脂正常

血清总胆固醇正常值在6.0 mmol/L以下，6.0 mmol/L及6.0 mmol/L以上为高脂血症。

3.戒烟

吸烟能升高血压、加快心跳，而且香烟中的尼古丁能使小动脉持续收缩，造成动脉硬化，形成持久性高血压。

4.限盐

限盐对预防高血压有很好的作用。

5.保持正常体重

正常体重（公斤数）＝身高（cm）-105。体重超过正常体重的10%为超重；超过20%为肥胖，必须进行减肥。控制高糖、高脂食物，少食多餐是控制体重的主要方法。

6.科学饮食

食不过饱，米面杂粮搭配，少吃动物脂肪，多吃蔬菜及水果。酒可偶饮、少饮，不可多饮。

7.积极运动，放松心情

减少脂肪堆积，缓和紧张情绪，稳定血压。

8.放缓生活节奏，放松紧张情绪

合理安排工作与生活，做到劳逸结合，这对稳定血压很有好处。

（二）有效控制体重

肥胖也是导致冠心病发病的危险因素之一，肥胖者的冠心病发病率要比消瘦者高出2～2.5倍。有效控制体重、避免肥胖，对于控制血脂与血压水平、减少高尿酸血症及动脉粥样硬化的形成、预防冠心病的发生有较大的作用。

1.肥胖与冠心病的关系

目前，一些专家提出以体重指数[BMI＝体重（千克）/身高（米）的平方]来判断身体肥胖的程度，正常BMI介于20～25，超过25为肥胖，超过40为病态肥胖。目前已知，肥胖者体内脂肪在内脏分布过多时更容易引起心血管疾病。腰围与臀围之比男性超过0.9、女性超过0.8提示内脏脂肪组织过多。它的增多与高血压、高甘油三酯血症的发病和高密度脂蛋白的水平降低有关。此外，肥胖还可影响代谢，包括降低胰岛素的敏感性、产生高胰岛素血症、糖耐量降低，高胆固醇血症等多种冠心病危险因素。所以，凡BMI大于25、腰–臀比例超出以上数值者，应适当增加体育锻炼和节制饮食。若能将体重控制在正常范围内，则发生冠心病的危险性可降低35%～45%。

2.科学控制体重的方法

（1）控制饮食：这里所说的控制饮食不是说吃得越少越好，而是指在满足机体需要的情况下，避免摄入过量的热量。同时，还要调整膳食结构，注意使蛋白质、脂肪及糖类比例平衡，限制单糖的摄入。人类可从谷类食物中得到丰富的糖类，而单糖（如糖果之类的食品）不但热量高，而且大量摄入会给人体带来健康隐患。控制饮食还有一个小窍门，就是吃足量的新鲜水果、蔬菜，它们富含维生素、矿物质而且能量较低。当在控制饮食的过程中出现饥饿感时，可拿此类食物充饥，而不用担心发胖。

（2）多运动：可以消耗多余的热量，燃烧脂肪，维持体重。

（三）谨防过度劳累和情绪激动

过度劳累和情绪激动会导致心绞痛急性发作或急性心肌梗死，这不仅在中、老年人中时有发生，而且在不少青年人中亦常可见到。过劳、剧烈运动、情绪激动引起的疲惫不堪或疲劳感的突然增加，可能是心肌梗死和冠状动脉性猝死的前驱危险或早期的报警症状。这个概念正受到越来越多的人的重视。

1.避免过度劳累和剧烈运动

过度劳累和剧烈运动容易引起冠心病心绞痛急性发作或急性心肌梗死。这种情况在中、老年人群中比较常见。所以，在工作和生活中要量力而行，工作应适度，生活要有秩序，运动时要根据自己的体质循序渐进，以不感觉疲累为宜。

2.工作和精神压力的重要的发病原因

医学研究显示，工作负荷过重、人际关系紧张、生活无规律、情绪激动、易焦虑或惊恐的人群更容易出现心脑血管症状。

3.情绪压抑者血压升高最显著

研究发现，情绪压抑者血压升高最明显。因为情绪压抑能够使交感神经系统活性增加和内分泌异常，使血管阻力增加，进而引起高血压。美国的一项为时20年的调查研究发现，2400个冠心病患者中有27%是严重的心理压力而导致发病的。

（四）坚持科学用药

冠心病患者应坚持科学用药，即根据人体生物节律来安排用药。医学生物节律研究显示，冠心病心肌梗死易在早上发作，这与人的生物节律有关。因为人的血液凝固作用在早上增强，儿茶酚胺（有加快心率、升高血压作用的催醒激素）在早晨起床时分泌量急剧上升，冠状动脉紧张度最高的时间也是早上。

1.服用降血压药物

服用传统的降血压药物虽然具有一定副作用，但能将收缩压下降10～12 mmHg，舒张压下降5～6 mmHg，与不用药或用安慰剂相比，能使脑卒中的危险降低40%，使心肌梗死和冠心病减少16%。若有条件组合使用更新、副作用更少、降压效果更好的降血压药物，能进一步减少脑卒中及心肌梗死的危险。如果降压有效，又无明显副作用，能够良好耐受，就不要轻易更换药物，中医讲"药不更方"非常有道理。

2.抗血栓、防血栓药物

不稳定的动脉粥样硬化斑块（易损斑块）破裂，使血流中的血小板黏附到血管壁上，血小板激活、聚集，是动脉系统血栓形成的启动环节。阿司匹林是防止动脉粥样硬化血栓形成、预防脑卒中及心肌梗死的首选药物。对于患不稳定性心绞痛、急性心肌梗死而需要在冠状动脉安置金属支架的患者来说，除了用好阿司匹林，还需使用更新的抗血小板药物。急性期还可能需要短期应用抗凝药物（肝素或低分子量肝素）。

3.拮抗交感神经与内分泌过度激活药物

高血压、心肌梗死、心力衰竭或猝死的全过程及每一个关键环节，都与人体内的交感神经及内分泌腺的过度激活有关。这种过度激活会增加发生心肌梗死或脑卒中的危险，增大猝死风险，使疾病恶化。

拮抗交感神经和内分泌系统可降低上述危险，并可延缓疾病进展，预防疾病恶化。拮抗交感神经的药物是β-受体阻滞剂；拮抗内分泌系统的药物一是血管紧张素转换酶抑制剂，二是血管紧张素受体拮抗剂，三是抗醛固酮药物。

（五）合理膳食

研究数据表明，冠心病与营养不平衡有关，因此合理地调整膳食是预防冠心病的重要措施。

1.控制总热量

控制总热量可以维持热量平衡，防止肥胖，使体重达到并维持在理想范围。

2.控制脂肪与胆固醇的摄入量

脂肪摄入总量占总热能的20%～25%，其中动物脂肪不超过1/3；胆固醇摄入量应限制在每日300 mg以下。

3.蛋白质的质和量应适宜

蛋白质摄入总量占总热能的12%左右，其中优质蛋白占40%～50%，优质蛋白中动物性蛋白和豆类蛋白各占一半。应使用复合糖类，控制单糖和双糖的摄入。尽量少吃点心、糖果，少喝含糖的饮料。

4.多吃蔬菜和水果

蔬菜和水果是维生素、矿物质、纤维素和果胶的丰富来源，纤维素和果胶能降低人体对胆固醇的吸收量。

5.少量多餐

避免吃得过饱、过多而加重胃肠道和心脏的负担。忌烟酒、浓茶及辛辣食品。

（六）适量运动

适量的运动就是指每周运动不低于5次，每次运动不少于30分钟，运动后每分钟的心率数＝170-年龄。进行适当的运动能够提高心肺功能，降低精神压力，保持或恢复正常的体重、体型等。

运动锻炼能够很好地调节人体的免疫功能，提高机体的抗病能力，构筑起强身抗病的"长城"。可以通过神经和内分泌的途径，对各个脏器及免疫功能进行调控，促使机体各个系统功能提高，使体质得以增强，抵抗力得以明显提高，进而达到预防疾病的目的。但不是只要运动就能提高身体的免疫力，只有适量的运动才可以起到调节机体免疫功能的作用。

运动锻炼既可以促进身体组织器官的新陈代谢，又可以增强脂质的氧化消耗，使血脂下降，从而防止动脉粥样硬化。

运动锻炼能扩张冠状动脉口径，增加冠状动脉的侧支循环，增加心肌的供血量，减慢基础心率，减少运动时的能量需求量，进而减轻心脏负担，保护和改善心脏功能。

运动锻炼能够减少血小板聚集，改善机体对葡萄糖的代谢，提高纤溶系统的活性，提高冠心病患者对应激的耐受能力，降低心律失常及心血管意外事件的发生概率。

运动锻炼能够降低血压，是防治高血压的有效辅助方法。

运动锻炼可消除脑力疲劳及精神紧张，使人放松情绪，恢复精神，增加生活乐趣，对人的身心健康十分有益。

（七）冠心病的季节性预防

有冠心病史的人遇天气突然变化时，极易出现血管痉挛、心肌出血症状，引发心肌梗死。因此，在季节交替的时候需要格外重视，警惕发病。

1.初春季节的预防措施

早春时节是一年之中人们最容易得病的时期。在我国民间，早已有"可度三九，难耐春寒"之说。由于寒冷的刺激，冠状动脉痉挛、收缩和闭塞，血液流通受阻，血流中断，血氧供应困难，使部分心肌因急剧的、持久性的缺血与缺氧而发生局部坏死。已经患有高血压或冠心病的老年人，容易突发心肌梗死、心脏骤停而猝死，所以中老年人应引起警惕。

"百病从寒起"，预防倒春寒伤害人体，尤其要防寒、防风。在按时服药的同时，特别要注意保暖。气温陡然下降时，在清晨或夜间出门，别忘了增加衣物，切忌运动出汗后脱衣。患者一旦出现胸闷、胸痛等症状应马上就医，不要延误时间，避免失去早期治疗的时机。

另外，还需注意饮食调养。早春时节的营养结构要以优质蛋白质为主，多食鸡蛋、鱼虾、牛肉、鸡肉、兔肉和豆制品，以及芝麻、花生、核桃等食物，以适应天气渐暖、人体活动增多及能量消耗增加的需要。可以多饮茶，食用菌汤，多吃菌类等。茶叶中的茶色素可有效对抗纤维蛋白原的凝集，抑制血小板的黏附和集聚；黑木耳中的某些成分能有效降低血液黏稠度，防止血液凝固。这些都有利于机体对抗倒春寒的袭击。另外，要注意休息和保持情绪稳定，在精神和体力上都不要过度疲劳和紧张。还要适当参加体育活动，使身体气血通畅，增强抗病能力。有慢性疾病的人群及老年人，只要对倒春寒有足够的重视，还是可以避免由此所产生的身体不适感和疾病的。

2.酷夏季节的预防措施

夏天气温高，会加重心脑血管病患者的缺血、缺氧反应，也会加重心脏负担。冠心病患者应警惕发病。

（1）晨练不如"遛晚"：众所周知，冠心病患者的心绞痛、心肌梗死发作多在清晨，原因是多方面的。主要的原因是这一时间段人的血压升高、心率增快和血小板的凝聚力增加，从而导致心肌耗氧量增加，使心绞痛发作；或导致冠状动脉内斑块破裂引发血栓形成，发生心肌梗死。也有研究认为，夜间皮肤水分蒸发、口鼻呼吸及排尿等原因使人体流失部分水分，导致夜间血液黏稠度升高、血流速度减慢，易形成血栓，导致冠心病发作。所以，心脏不好的人不宜晨练，最好在晚饭后的1小时后再锻炼，且运动不可过于激烈，最好选择散步、打太极拳等。

（2）贪凉易发病：夏天出汗多，心脏病患者可以喝些淡盐水和果汁补充钾。不要喝大量冰镇饮品，因为冰镇饮品经食管到胃，心脏遇冷收缩，容易发生心绞痛、心肌梗死。冷食还容易升高血压，冷刺激亦会诱发冠状动脉血管收缩，导致血管闭塞。

（3）补充水分：夏天出汗多，要多喝水，及时补充水分，不要等渴了才喝水。最好喝凉开水，也可以喝一些淡盐水。研究表明，绿茶含强抗氧化自由基，有预防动脉粥样硬化的作用，夏天可以适当多饮绿茶。要少喝含咖啡因的饮料。每天要喝三杯水，即睡前半小时一杯水、如果半夜醒来一杯水、清晨起床后一杯水。如有条件可以常喝绿豆汤、菊花茶等饮品，既能补充水分，又能清热解暑。

（4）生活规律：由于夏夜暑热，晚间人们一般入睡较晚，早晨不宜过早起床，中午要适当休息，以补充睡眠。有的年轻人自认为身体很好，晚上睡不着觉就通宵看电视或打牌。其实，30多岁的心脑血管病患者并不少见。因此，从年轻时就要养成良好的生活习惯，注意生活规律，不要熬夜。

（5）按时用药：夏季血管扩张，有的高血压患者会出现不用吃药血压也会正常的情况，因此有的患者就擅自停药，这是不可取的。在夏季，冠心病合并高血压患者尤其要加强对血压、血糖、血脂等危险因素的监测，在医生的指导下坚持服药，可根据实际情况对服用的药物做适当的调整，切不可自行随意停药。如果外出旅行要注意随身携带抗心绞痛药物，以备不测。

（6）发病时要平躺：如果突发心脏病，患者一定要安静平躺，迅速拿出随身携带的药丸含服，并立即拨打120求助。家人在身边时应马上测患者血压、心率，将数据提供给医生以便及时施救。

3.冬季的预防措施

冬季气候寒冷，人体各项生理功能均不同程度地承受着考验，如血压升高、心跳加快、心肌耗氧量增加、全身血管收缩痉挛。心脏必须加重负荷，才能把血液输送到各个脏器，心肌耗氧量势必倍增，有时仅仅是脚部着凉也会因反射性末梢血管收缩引起冠状动脉血管痉挛。寒冷天气也会导致失眠或睡眠质量欠佳，产生烦躁、不安、焦虑情绪，致使体内儿茶酚胺类血管活性物质含量升高，加重冠状动脉痉挛。寒冷天气会诱发血栓形成，诱发心肌梗死。气温突然变冷，机体抵抗力下降，老年人易发生呼吸道感染（上呼吸道感染、支气管炎、肺炎等），这些感染又容易引发心肌梗死。因此，应尽可能减少心脏负荷，提高耐寒能力和免疫功能，以下一些措施有利于冠心病患者安全、顺利过冬。

（1）早睡晚起，坚持午睡。

（2）洗澡勿过勤，睡前泡脚。

（3）正确服药，监测病情。

（4）保持心情舒畅。

（八）警惕冠心病信号

1.老年冠心病患者应警惕肩痛

很多老年人长期受肩周炎的折磨，因此形成一种思维定式，觉得肩痛就是肩周炎又犯了。其实，冠心病有时也会"移花接木"，以肩痛为表现形式。

冠心病发作时，心肌会因为缺血、缺氧刺激心脏自主神经感受器，把痛觉信号传入大脑。而肩部、胸骨处的疼痛信号也是经过同样的神经传入大脑的。

冠心病发作时产生的肩痛持续时间一般不会很长，服点药、休息一下症状就会消退，且肩关节活动不受影响；而肩周炎引起的疼痛则是长时间、持续性的，并常常使关节活动受到限制。此外，冠心病引起的肩痛服用硝酸甘油后可缓解，而肩周炎引起的肩痛服用硝酸甘油是无效的。

如果感觉肩痛有些异样，就应该赶紧去医院接受检查，做心电图或冠脉造影查找病因。

2.注意防范隐匿性冠心病

冠心病患者临床上有心肌缺血引起的发作性心前区疼痛。无症状性冠心病也称"隐匿性冠心病"，可因无症状而不易被发现，也可表现出出汗、恶心、呕吐、呼吸浅促和疲倦等，但因无典型心绞痛症状而被误诊。无痛性冠心病的预后与症状性冠心病无明显区别，但前者呈隐匿性，常因不能及时发现而造成意外。糖尿病患者往往有自主神经功能损害，无痛性心肌缺血或隐匿性冠心病发生率高，切莫掉以轻心。

糖尿病患者冠心病发病率显然高于一般人群，而多数糖尿病患者在发生冠心病时，可无明显的胸痛等症状或体征，待到发生严重并发症，如心肌梗死、心力衰竭或心律失常时，才发现患有冠心病。许多人的心脏因"无痛性"损害多年，使治疗难以奏效甚至发生意外。

糖尿病患者冠心病的患病率、心肌梗死发病率及病死率远较无糖尿病者高，且发病早。研究表明，50%的2型糖尿病患者在发病时早已患有原发性高血压，30%已患有冠心病，发病前也已患有抗胰岛素和高胰岛素血症。肥胖、高血压、高脂血症和糖尿病常互为因果，诱发或加重冠心病。因此，糖尿病患者定期做心血管检查显得格外重要。测血压、血脂，做心电图是早期发现糖尿病患者并发冠心病的简单而有效的措施，必要时可做运动试验和其他心血管检查。

3.注意猝死预兆

尽管猝死常常难以预测，但部分因素与猝死的关系十分密切，这些因素通常被称为危险因素。研究发现，高血压、高脂血症、高血糖和冠心病密切相关，吸烟、肥胖、体力活动少等不健康的生活方式也与冠心病及心脏性猝死有关。此外，精神抑郁、精神负担重的人群猝死发生率较高。

并非所有的心脏性猝死都毫无预兆。文献报道指出，80%的患者在猝死发生前有过不同程度的预兆，其中22%的患者会有心绞痛症状，15%的患者出现呼吸困难症状，另有一些患者还出现了恶心、呕吐、头晕等症状。一般情况下，若突然出现低血压、胸痛、出冷汗、呼吸困难、头晕症状，很可能是猝死发生的预警信号，这时应强化急救意识，第一时间前往医院诊治。

（九）冠心病猝死的预防及自救

冠心病急性发作救治不及时可发生猝死。心脏性猝死的主要发病原因是供给心脏血液的冠状动脉主支突然梗死，致使心脏大面积急性缺血坏死，心脏电生理紊乱，引起急性心律失常，如心室纤颤。

冠心病的主要临床表现为：轻者有心前区闷痛；重者常有心绞痛发作；严重者心绞痛加剧，心电图ST段T波改变，甚至出现心肌梗死图形，若抢救不及时可发生心脏骤停。

为了让读者了解疾病发展过程，并尽早发现疾病的前兆，以便采取有效自救措施，避免发生意外，现将预防措施介绍如下，供自我保健参考。

1.自救措施

心绞痛发作应及时用药缓解疼痛，防止病情加重。

（1）心绞痛发作之初应安静平卧，立即舌下含服硝酸甘油 0.3 ～ 0.6 mg 或口服硝酸异山梨酯（消心痛）10 mg。

（2）备有氧气者，及时吸氧。

（3）心绞痛加重时，拨打120急救电话，请求救治。

2.预防冠心病的措施

（1）定期体检：无论是心脏病患者还是身体健康的人，都应定期进行体检，因为心血管疾病及心脏性猝死，经常会"找上"貌似健康的人，特别是心脏有器质性病变，但症状不明显的中年人。

（2）治疗高血压：高血压不仅可因突然发生脑卒中而导致猝死，同时也会增加心脏性猝死的危险。所以，从高血压的早期就应开始治疗。具体方法是：放松精神，规律生活，保证睡眠；在医师的指导下，选择缓和的降压药物；长期服用降压药的人，千万不要突然停药，以免出现反跳而发生危险。

（3）降低血脂：三酰甘油、胆固醇长期升高是发生和加重冠心病的重要原因，故不宜吃富含高胆固醇的食物和易使三酰甘油升高的高糖食物。

（4）戒烟戒酒：要彻底戒烟戒酒。研究证实，在心脏病死亡案例中有21%是由吸烟造成的。每日吸1～14支烟的人，死于冠心病的危险性比不吸烟者高67%；每日吸25支烟以上者，死亡危险性要高出3倍。但是戒烟以后，这种危险率可逐渐降低，3年后降至不吸烟的水平。虽然少量饮酒有降低冠心病突发概率的作用，但是酗酒的危险性极大，应当适可而止，不可恃强狂饮，有冠心病者更当敬而远之。

（5）保持理想的体重：医学家们发现，如果超过标准体重20%，则冠心病突发的危险性增加1倍。因此，超重过多，特别是肥胖者，有减肥的必要。不过，最好的减肥方法不是饥饿节食，而是坚持运动。喜欢运动的人，其冠心病突发的概率比习惯久坐者减少35%～55%。当然，运动宜适度而持久，不可剧烈。

（6）防止便秘：大便秘结排便时增加腹压影响心脏，诱发冠心病急性发作。故平时应多吃水果、蔬菜和含纤维素多的食物，以保持大便通畅。在发生急性心肌梗死的1个月内，可每日使用缓泻药，如乳果糖口服溶液10 mL，每日3次，或服用麻仁润肠丸等。但忌服大黄、巴豆等泻药。

（7）备用保健盒：有冠心病的人，要随身携带装有硝酸甘油、硝酸异山梨酯（消心痛）、速效救心丸等药物的保健盒，在疾病发作之初可立即服用，以减轻疾病的严重程度。此外，冠心病患者每日服用阿司匹林肠溶片50 mg，对预防猝死也有效。

（8）中药调理：中医采取活血通络、软坚散结、益气养血、宽胸理气、芳香开窍等方法改善心肌供血，营养心肌，预防血栓形成，软化冠状动脉。因此，经过较长时间的中药调理后，可以很好地增强患者的体质，改善其心功能，预防心肌梗死、猝死的发生。

（9）平衡膳食：选择高蛋白质、易消化的食物，如鱼、鸡肉、牛奶、大豆等。宜食用植物油，如花生油、菜籽油、玉米油等，多食富含食物纤维的粗粮、蔬菜，增加维生素的摄入，多食新鲜瓜果，控制甜食，低盐饮食，少吃煎、炸、熏、烤和腌制食品，用餐不宜过饱。

（10）避免精神过度紧张：精神紧张可使血压升高，使心脏负担加重。精神过度紧张还会诱发心律失常，情绪激动很容易诱发冠心病等身心疾病，甚至还可以使患有心血管疾病的老年人发生心肌梗死等意外。因此，应松弛情绪，做好自我调整。

（11）生活有规律：规律的生活起居包括按时起床、定时进餐、进行适量锻炼、按时睡眠、适当休息、劳逸结合、保持良好的卫生习惯。

（12）适量运动：适量的体育锻炼可以改善心血管功能，使身体的血液循环和微循环得到改善。步行是最简单而安全的运动。步行可以使心脏收缩加强，心跳加快，血流加速，冠状动脉的血流量增多，从而使身体适应步行运动的需要，这对心脏也是一种锻炼。

参考文献

[1] 陈珺芳，朱晓霞．预防医学基本实践技能操作[M]．杭州：浙江大学出版社，2020.

[2] 许树强，王宇．突发事件公共卫生风险评估理论与实践[M]．北京：人民卫生出版社，2017.

[3] 朱凤才，沈孝兵．公共卫生应急：理论与实践[M]．南京：东南大学出版社，2017.

[4] 曹剑，秦明照．高血压国内外诊断治疗学[M]．郑州：河南科学技术出版社，2020.

[5] 赵新华，胡宇宁，何晓青，等．心内科疾病诊治精要[M]．郑州：河南大学出版社，2020.

[6] 吕蕾．公共卫生与疾病预防控制[M]．广州：世界图书出版公司，2020.

[7] 丁宁，卢姗，顾兵．常见疾病的预防与康复[M]．南京：东南大学出版社，2020.

[8] 阚飙．传染性疾病与精准预防[M]．上海：上海交通大学出版社，2020.

[9] 王雅琴，朱小伶．脑血管疾病的预防与治疗[M]．贵阳：贵州科技出版社，2019.

[10] 叶红，汪润，黄瑞娜，等．心血管疾病诊治与预防[M]．北京：科学技术文献出版社，2019.

[11] 潘慧，沈德良，丁永兴，等．临床心血管内科疾病诊疗新进展[M]．福州：福建科学技术出版社，2019.

[12] 范从华. 突发公共卫生事件理论与实践[M]. 昆明：云南科技出版社，2020.

[13] 胡晓江，徐金水，姜仑. 国家基本公共卫生服务健康管理与实践手册[M]. 南京：东南大学出版社，2020.

[14] 梁庆伟. 冠心病个体化治疗与调养[M]. 2版. 郑州：河南科学技术出版社，2018.

[15] 陶杰，张浒，黄方炯. 冠心病外科学[M]. 北京：人民卫生出版社，2018.

[16] 张澍. 实用心律失常学[M]. 2版. 北京：人民卫生出版社，2019.

[17] 张澍，黄德嘉. 中国心律失常诊疗指南与进展（2018版）[M]. 北京：人民卫生出版社，2018.